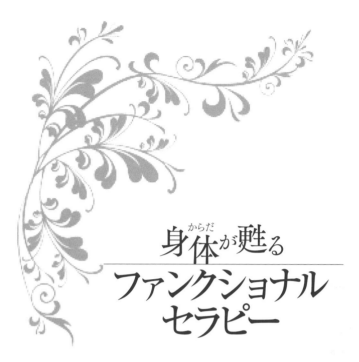

身体《からだ》が甦る
ファンクショナルセラピー

【アロマ編】

ロバート ジョー
メグミ ジョー

ポエムピース

はじめに

この本を手に取っていただき、ありがとうございます。私はカイロプラクティックを専門にするドクター・ロバート・タイジュン・ジョーです。アメリカ、ロサンゼルス近郊でイーストウエスト・カイロプラクティック・アキュセラピー・クリニックを1992年より経営しています。

私はここカリフォルニアで過去30年にわたり、2万人を超える患者さんの治療に携わってきました。私のクリニックには実に様々な症状を訴える患者さんが来院されます。カイロプラクティックと聞くと、一般的には「事故やスポーツで痛めた体を治療する施術」だとイメージされる方が多いと思います。しかし、交通事故や転倒、またはスポーツが原因による怪我や痛みだけでなく、私の患者さんの来院の理由は、原因不明の頭痛、腹痛、不眠や気力の減退、アトピーなどの皮膚病と実に様々です。

以前は血液検査をすれば、多くの場合、その不調の原因が見つかりました。しかし、激変した地球環境、現代的で人工的な食生活、さらに日頃の仕事や人間関係からくるストレスが絡み合い、最近は、不調の原因が一体何なのかを突き止めることが難しくなっています。汚染のない環境、自然由来のものだけを口にする食生活、シンプルな人間関係といったストレスとは縁遠い世界で暮らしていけたらどんなにいいでしょう。しかし、現実に私たちは現代の地球に生きています。そして、実に多くのストレス源にさらされて生きていく運命にあります。

ここで言う「ストレス源」のことを、英語ではStressor（ストレッサー）と呼びます。これは「ストレスを与える物」という意味です。私は30年に及ぶ治療経験の中で、体の不調はストレス源にさらされ、それを図らずも体内に取り込んでしまうことで自律神経のスイッチが壊れてしまって生じるのだということを突き止めました。つまり、そのストレス源が何なのか、それは体内のどこに潜んでいるのかがわかれば、ストレス源を除去し、自律神経の機能を取り戻すことができるのです。

私は、「壊れた自律神経のスイッチ」を修復するためのセラピーを自ら開発し、患者さんに実際に施術してきました。しかし、私のクリニックはアメリカにあり、私の体は一つしかありません。私が直接に治療できなくても、多くの方々の体調を改善させるお手伝いができないだろうか、と今回、私が開発したファンクショナルセラピーを本にまとめることを思い立ったのです。

ファンクショナルとは「機能する」という意味、そして「ファンクショナルセラピー」とは、身体が本来持つ力、身体力《からだりょく》を健全な状態に戻し、機能を回復するためのセラピーです。

ここで、私がなぜそのようなセラピーを開発したかを少しでも理解していただくために、日本とは大きく異なるアメリカのカイロプラクティックのドクターのシステムについても説明させてください。日本では「カイロ」という言葉が一般的に使われ、法的な資格制度は存在しないため、教育を受けたり、免許を取得したりしなくても開業、営業することが可能です。しかし、アメリカのカイロプラクターは医療行為が認められた資格であり、医師として診断する権利、レントゲンを撮影する権利、治療を行う権利を保持しています。保険も適用されます。アメリカがその発祥国であり、1895年、ダニエル・デビッド・パーマーによって創始された療法です。米国カイロプラクティック協会は、カイロプラクティックの定義を、「筋骨格系と神経系疾患に特化した医療」と定めています。

よって、カイロプラクターとしてクリニックの看板を掲げるまでには長い年月を要します。アメリカでカイロプラクティックのライセンスを取得するには、まず4年制の大学を卒業した後、さらに4年かけてカイロプラクティックについて専門に学ぶ大学を修了しなければなりません。私自身は日本に生まれ育ち、15歳で渡米、アメリカの高校を卒業後にUCLA（カリフォルニア大学ロサンゼルス校）に進学。UCLA卒業後はクリーブランドカイロプラクティック大学を修了しました。カイロプラクティックのライセンスはカリフォルニア州とハワイ州で取得しています。

私の中国人の父は、鍼灸師でした。痛みに苦しむ患者さんたちが、父の鍼灸院で治療を受けた結果、健康を取り戻す姿を幼い頃から見ていた私は、自分も人々の生活の質を健康面から向上させることができる仕事に携わりたいと思うようになりました。そこで、カイロプラクティックが誕生したアメリカに単身渡り、子どもの頃の夢をこの地で叶えました。

私は今、子どもの頃に夢見た「人々の生活の質を健康面から向上させる」仕事に携わることができています。私の願いは、何よりも患者さんの健康です。そして、その思いを胸に完成させたのが前述のファンクショナルセラピーです。ただし、アメリカの治療では、自律神経のスイッチにダメージを与えているストレス源の除去と修復にサプリメントを用いていますが、薬事法の関係で日本にそれらのサプリを商用目的で持ち込むことはできません。そこで日本の方に読んでいただくことを大きな目的としているこの本では、アロマオイルで実践する方法をご紹介することにしました。私の妻のメグミはアロマセラピーのスペシャリストです。私たち夫婦は、お互いの知識と経験を結集させ、協力して、日本の体の不調に悩む方々のことを思いながら、この特別なセラピーを完成させました。

この本では、不調と神経の関係に始まり、神経のスイッチが壊れているかどうかのチェック、そのストレス源の特定、さらにその除去と修復のためのアロマオイルの処方までを解説していきます。その際、専門家以外の方にも理解していただけるように、専門用語は使わずに、できるだけわかりやすく書くように心がけました。日々の生活の充実は健康な身体と健全な心から。そのためにこの本がお役に立つことができれば、これ以上嬉しいことはありません。

目次

はじめに …… 002

第1章
自律神経に働きかけなければどんな施術も意味がない

1 原因不明の不調 …… 018
2 ストレス源 …… 019
3 自律神経のスイッチが壊れる? …… 020
4 エネルギーの流れと自律神経 …… 022
5 未病に対処する新セラピー …… 024
6 ストレス源を突き止め、取り除く …… 025

7 ファンクショナルセラピー誕生……027
8 壊れた自律神経のスイッチの修復……030
ファンクショナルセラピーの流れ～早見チャート……032

第2章 自律神経のスイッチのチェック

1 筋肉反射テスト　神経と筋肉の関係……036
2 筋肉反射テストの歴史……038
3 筋肉反射テストに使える筋肉を探す……039
①筋肉テストに脇の筋肉が使えるか？……040
②筋肉テストに腕の筋肉が使えるか？……041
③筋肉テストに足の筋肉が使えるか？……042
4 筋肉反射テスト　実践編……044
①脇の筋肉を使った筋肉反射テスト……045

②腕の筋肉を使った筋肉反射テスト……047
③足の筋肉を使った筋肉反射テスト……048
5 日常的に行う筋肉反射テスト……049
コラム　靴の購入にも活用できる筋肉反射テスト……052

第3章 自律神経を壊しているストレス源の特定

1 波長が合うか、乱れるか……056
2 ストレス源の種類……057
3 ストレス源の特定に至るまでの手順……063
4 自律神経を壊しているストレス源の特定……065
5 自律神経を壊しているストレス源のプライオリティー……070
6 自律神経のスイッチをオンにする……071

第4章

臓器のストレス源の特定とアロマの選定

1 ストレス源が潜む臓器の特定 076
2 ストレス源が潜む臓器のプライオリティー 080
3 臓器に潜むストレス源の確認 081
4 臓器ファンクションアロマオイルリスト 082
5 選出したオイルの確認とブレンド 086
6 修復の期間は？ 088

第5章

私とアロマセラピー

1 自然療法への共感 092
2 子どもの蜂刺され、赤ちゃんの日焼け 093
3 火傷への即効性 095
4 医者いらず、薬いらず 096
アロマコラム 099
▼アロマで風邪予防　▼鼻のアレルギー防止に　▼アロマで筋肉痛緩和
▼頭痛緩和アロマ

第6章

アロマセラピーの実践法と注意点

〜ストレス源の修復〜

1 ブレンドオイルの使用法〈体に塗布する〉……102
2 アレルギーテストの手順……103
3 ブレンドオイルの使用法〈体への塗布に抵抗がある場合〉……104
4 良いキャリアオイルの条件……105
5 精油に関する注意事項……107
6 アロマセラピーの実践方法のアイデア……110
7 自分だけのアロマのレシピ……113
アロマコラム……015
▼どこでアロマオイル、キャリアオイル、ディフューザーを購入すれば良いか

第7章

セルフケア

1 十分な水……118
2 オーガニックな食生活……119
3 遺伝子組み換え食品は避ける……121
4 アレルギーとなる食品を把握する……124
5 ボケ防止も食生活から……126
6 日頃から肥らない身体作りを……128
7 ジップアップと呼吸法……130
8 臓器不調は顔でチェック……132
9 ポジティブな気持ち……134
10 ポジティブな言葉（言霊《ことだま》）と一期一会の気持ち……136
11 自分規格の健康法……137

巻末資料1
キャリアオイル事典

巻末資料2
アロマオイル事典

〈本書をご利用になる前に必ず読んでください〉

アロマセラピーは医療ではありません。この本で紹介しているアロマオイルの活用法は医療の代わりになるものではありません。アロマオイルは医療品ではないこと、体調、体質によっては健康状態を損ねる可能性もあることなどを理解した上で、安全性に十分注意してお使いください。特に妊娠中、医療機関で治療中の方、持病をお持ちの方などは必要に応じて医師や専門家に相談の上ご使用ください。本書の著者および出版社は、この本を利用することで生じた損傷、負傷、その他全ての問題に対する責任は負いかねます。

1 自律神経に働きかけなければどんな施術も意味がない

この本の目的

人の体質は日々変化しています。筋肉反射テストを繰り返し行うことで、不調の原因やストレス源、そしてそれが溜まっている体内の場所を特定します。原因がわかることで、不調の根源となっているストレス源を取り除き、改善することを目指します。

1 原因不明の不調

あなたがこの本をいま手に取っているということは、身体に何らかの不調を感じているからでしょうか？　それとも、セラピストとして、原因不明の不調を訴える方の力になりたいと思っているからかもしれません。その症状とは一体どのようなものですか？　夜眠れない？　または朝起きることができない？　気力がない？　お腹が痛い？　身体のだるさが取れない？　そのような不調を病院で医師に訴え、様々な検査を受けた結果、「どこも悪くない」と言われた方もいるでしょう。

この30年間、カイロプラクティック治療を続けていて、ある時期から、患者さんの体の具合や治り方が以前とは違っていると実感するようになりました。以前は体に不調があったら、血液検査などで調べることで多くの原因が見つかりました。しかし、最近は様々な検査をしても不調の原因が見つかりにくくなっています。何だかスッキリしない、痛みがなかなか取れない、十分睡眠を取っているのに寝た気がしない、節々が常に重くだるい、運動しても痩せなくなったなど様々な「何となく調子が悪い」と訴える患者さんが多いのが実状です。

ストレスのせいだ、と精神科や心療内科に行く方もいます。精神科や心療内科で治療ができるケースももちろんあります。もしくは「もう年だから仕方がない」と諦めている方も少なくないでしょう。しかし、そう思い込んでいるだけで、実は他に不調の原因がある場合も考えられます。

2 ストレス源

なぜ、こんなに不調を訴える人が増えたのでしょう。100年前は心臓病、糖尿病、アルツハイマー病は存在しませんでした。アメリカで初めて心筋梗塞が報告されたのは1912年。今から100年少し前の出来事です。その100年前、人は新鮮な野菜、果物、肉、油を摂取し、加工食品、添加物、遺伝子組み換え、トランス脂肪酸、農薬の付着した野菜、果物などは食べていませんでした。
しかし、現在の食事では、このようなものが加わっていない食品を見つけるのは困難になっているくらい、ほとんどの食品に含まれていると言えます。さらに農薬を多用した畑の土壌には、栄養素を作るミミズや微生物が存在しないため、栄養素がほとんど含まれていません。

このように、わずか100年から数十年の間に人間の食生活はドラスティックに変化しました。多くの患者さんが抱える原因のわからない不調は、食生活からくる「ストレス源」を体内に溜め込んでいることも一因であると考えられます。

「ストレス源」は食品だけとは限りません。そこで、この本では、体内に溜め込み、不調の原因となっている、食品以外のストレス源に関しても何が体内に溜め込まれているのかを突き止め、除去していきます。食品以外のストレス源については後で詳しくご説明します。

3 自律神経のスイッチが壊れる？

「ストレス源」の存在を突き止める前に、「もう年だから、身体のあちらこちらに不具合が出ても仕方ない」と諦めるのは簡単です。

しかし、本当に諦めてしまってもいいのですか？　医療的な検査をしても原因がわからない。

それでも、症状が出ている以上、原因は必ず存在するのです。私自身、過去に2万人以上の患者さんを治療してきてわかった「なぜだかわからないけれど、どこか具合が悪い」という症状の原因、その多くが「自律神経のスイッチが壊れているから」ということでした。

「自律神経のスイッチが壊れている」と聞くと、自律神経失調性を連想されるでしょう。自律神経失調症とは、身体の機能を司っている自律神経の調節と制御が不能となることで、体の随所に不具合が発症するので、多くの人はそれを「心の病気」だと思っています。症状には、前出の不眠やだるさ以外にもめまいや動悸、偏頭痛、手足のしびれ、頻尿などさまざま。精神面でも、やる気の減退、落ち込み、不安、焦りといった症状がみられます。しかし、それがイコールうつ病もしくは予備軍だと断定するのは短絡的です。

自律神経とは何かを、ここで簡単に説明しましょう。自律神経とは、交感神経と副交感神経のセットです。交感神経は、周辺の環境に対して身体が瞬時に反応できるように活発に機能します。交感神経を使った反応を英語ではFight and Flight（ファイト・アンド・フライト）と言います。つまり刺激に対して、ファイト（戦う）か、フライト（逃げる）か、いずれかの行動につなげるという意味です。

一方、副交感神経は睡眠中などのリラックスしている間に活発になり、身体の修復を行い、自然治癒力を高めるために働きます。これらは、電気のスイッチに例えられます。スイッチがオンの状態が交感神経の出番、オフの状態が副交感神経の出番です。この両方のバランスを整えないと、身体も精神も正常に機能しません。神経が常に高ぶっている方の場合は、交感神経が働きすぎているのです。

自律神経のバランスが崩れる、つまり私が言うところの「自律神経のスイッチが壊れる」と、症状があらわれます。また、この症状は病気に至る前の段階であることから「未病」の状態にあると言えます。

4 エネルギーの流れと自律神経

未病または不調とは反対の状態、つまり、健康な身体とはどういうことを指すのでしょうか？

まず、内臓の動きが良い、そして血流が良い、さらに免疫力が高い状態です。体調に影響を与えるのがエネルギーバランスです。人間の体は常にエネルギーに包まれています。これは、ユニバーサルエネルギーとも表現されます。ユニバーサルの言葉の基になっているユニバースとは大きな意味では宇宙、そして体の周囲の環境や領域なども意味します。もしくは万物、つまり、すべてのものを指します。

地球上の周りの磁場が流れるように、私たち人間の頭の上から常にユニバースのエネルギーが入り、自然治癒力を高めます。そして、そのエネルギーは目、口、鼻、手、ヘソ、肛門、足などオープニングと呼ばれる穴からリリースされます。体の周辺のオーラ（人が発する波動のエネルギー）もエネルギーのバランスや、交感神経のバランスに影響を与えます。そのバランスの如何《いかん》で、体調が変化します。常に不調を感じている人がありとあらゆる治療をしても回復するどころか、反対に悪化していく場合は、ストレスのあまり、外部からのエネルギーを受け入れられなくなり、自分を繭の中に閉じ込めているようにエネルギーをシャットダウンした状態となっているのです。頭の上から入り、体内を巡って、体外にリリースされるというエネルギーの循環が滞っていると、自律神経のスイッチが壊れ、不調を発症させることになります。

エネルギーが綺麗に流れているかどうかは、筋肉反射テストで調べることができます。第2章でそのテストの方法を詳しくご紹介します。

5 未病に対処する新セラピー

エネルギーの流れを悪化させ、さらに自律神経のスイッチを壊してしまっているストレス源が一体何なのか？　それを探ることが第一歩です。

私は過去30年、カイロプラクターとして多くの患者さんの治療を行ってきました。

しかし、前述のように、ある時期から従来の方法では治りにくい患者さんが出てきました。さらに身体の痛みを和らげるために、マッサージに通っている患者さんが多いことも知りました。慢性の痛みを抱えている患者さんは、マッサージに通い続けることで痛みがひどくなった人もいました。ご存知のように、マッサージセラピストが、治療目的の医療的な行為を施すことは禁止されています。

そこで2004年、カイロプラクティックの治療法のひとつであるキネシオロジーをもとに、Kinesio Release Therapy®（キネシオリリースセラピー）を開発しました。もとになったキネシオロジーは、運動に関する筋肉、栄養、化学物質のバランス、心理学のメカニズムを取り入れた身体運動学。それを発展させた、Kinesio Release Therapy®とは、正しい筋肉の動き方やカイロプラクティックドクターが実際に行っているテクニックをアレンジした治療レベルのマッサージメソッドです。

Kinesio Release Therapy®は、痛みや凝りを感じている部位をほぐすのではなく、その痛みの原因の場所がどこにあるかを突き止めて、その部位に働きかけます。肩が痛いと訴える患者さんに対して、私が腕を触ったりするので、「痛いのはそこではないんです」と言われることがよくあります。しかし、痛みを感じる箇所にだけ働きかけるのは、その場しのぎの「ショットガンセラピー」だと私は呼んでいます。痛みの元を突き止めないことには根本的な治療は不可能だからです。

たとえて言うなら、交通渋滞。車が少しも進まない、渋滞が発生しているポイントに原因があるのではなく、どこかで事故があったり、信号が故障していたり、イベント会場の駐車場から多数の自動車がその道路に合流していたりと、どこか別のポイントに車の流れが滞ってしまっている原因があるのです。その原因があるポイントに働きかけることで症状を元から絶つのが、Kinesio Release Therapy®の考え方です。

6 ストレス源を突き止め、取り除く

Kinesio Release Therapy®の入り口は筋肉反射テストです。筋肉反射テストについては、後述しますが、このテストを行うことで、患者さんの神経系がどのように反応をしているかを診

断します。そして、自律神経のバランスが崩れているポイントを見極めます。さらに自律神経のスイッチが壊れている原因（ストレス源＝ストレッサー）とストレッサーによって負担がかかっている部位を突き止めます。ここまでわかれば、あとはストレスがかかっている部位の修復に取り組むだけです。

ここで、私がKinesio Release Therapy®で手応えを得てきた例をご紹介しましょう。30代の女性の患者さんが最初に来院した時、腹部が不自然なほど張り出していました。また、慢性の疲労を感じており、気力が減退していました。そこで筋肉テストでストレス源を調べた結果、体内に重金属が溜まっていることがわかりました。除去した結果、2週間後に2度目に来院した時には、腹部が綺麗に引いていました。ウエストが最初、80センチほどだったのが10センチも細くなったのです。お腹が引っ込んだだけでなく、疲労感も消え去り、以後、健康的な生活を取り戻しました。

また、ある不動産エージェントの女性の例。彼女は毎朝起きることができず、家を売る仕事も業績が低迷し、健康面でも経済面でも不調に陥っていました。聞くと背中が痛く、腹部が張り出していました。首も凝って、頭痛も訴えていました。

調べた結果、脾臓に化学薬品が入っていることがわかりました。取り除く治療を行うことで、体調が改善し、気力も回復、ポジティブに仕事に取り組めるようになり、再び家が売れるようになったと感謝されました。体が資本、とはよく言ったものですね。

また、ここロサンゼルスには日本からの駐在員とその家族も大勢住んでいます。ある駐在員の奥様の例です。

アメリカ暮らしが始まり、ストレスからか家から外に出ることができない、子どもの学校への送り迎えもできないという深刻な状態でした。血液検査もＭＲＩもすべて調べたけれど身体的な原因は解明できませんでした。うつ病ではないかと危惧していましたが、カウンセリングには行かなかったそうです。その患者さんの友人が、当クリニックに通って不調が治ったと聞き、「ここで治らなかったら諦める」と、やっとの思いで来院されました。そして、私がテストした結果、やはり自律神経のスイッチが壊れていたことがわかり、治療を行い、みるみるうちに回復されました。送り迎えはもちろん、ここカリフォルニアでの生活を普通に送れるようになったのです。

7 ファンクショナルセラピー誕生

自律神経のスイッチが壊れていた患者さんのストレッサーを特定した後、健康な状態まで戻す「修復」に関しては、最初は食事療法と運動療法を用いていました。栄養バランスに優れたスープの作り方を指導したり、家でできる運動を紹介したりもしました。クリニックに治療に来るだけでは十分ではない、毎日の積み重ねこそが重要だからです。ところが、食事療法は患者さん自身が日常生活の中で実践すること、そして何より続けていくことが簡単ではありません。

そこで、もっと簡単な方法がないか探し続けた結果、良質のサプリメントを摂取することでさまざまな症状を改善させてきたというアメリカ人のドクターに出会いました。私はそのドクターが主宰する勉強会に、ロサンゼルスからフロリダまで毎月通うことを決心しました。そして、1年半かけて、サプリを使った治療方法を修めました。その勉強会で学んだことは、現代の食材では食事療法には期待ができないということでした。例えば、50年前のリンゴと比べると、今のリンゴは25分の1の栄養素しか含んでいないため、効果が見込めないという衝撃的な事実を知ったのです。

一方、サプリメントなら量的にも時間的にも理想的な食事療法として、日常生活に取り入れることが可能です。そして、クリニックでサプリを使用したところ、多くの患者さんに劇的な改善が見られました。そこで、不調の原因を解明し、症状の改善に導く、Kinesio Release Therapy®を少しでも多くの悩める方々に知ってほしいと思いましたが、残念なことに、薬事法の関係上、今、治療に使っているサプリメントをアメリカ国外に商用目的で持ち出すことはできないのです。

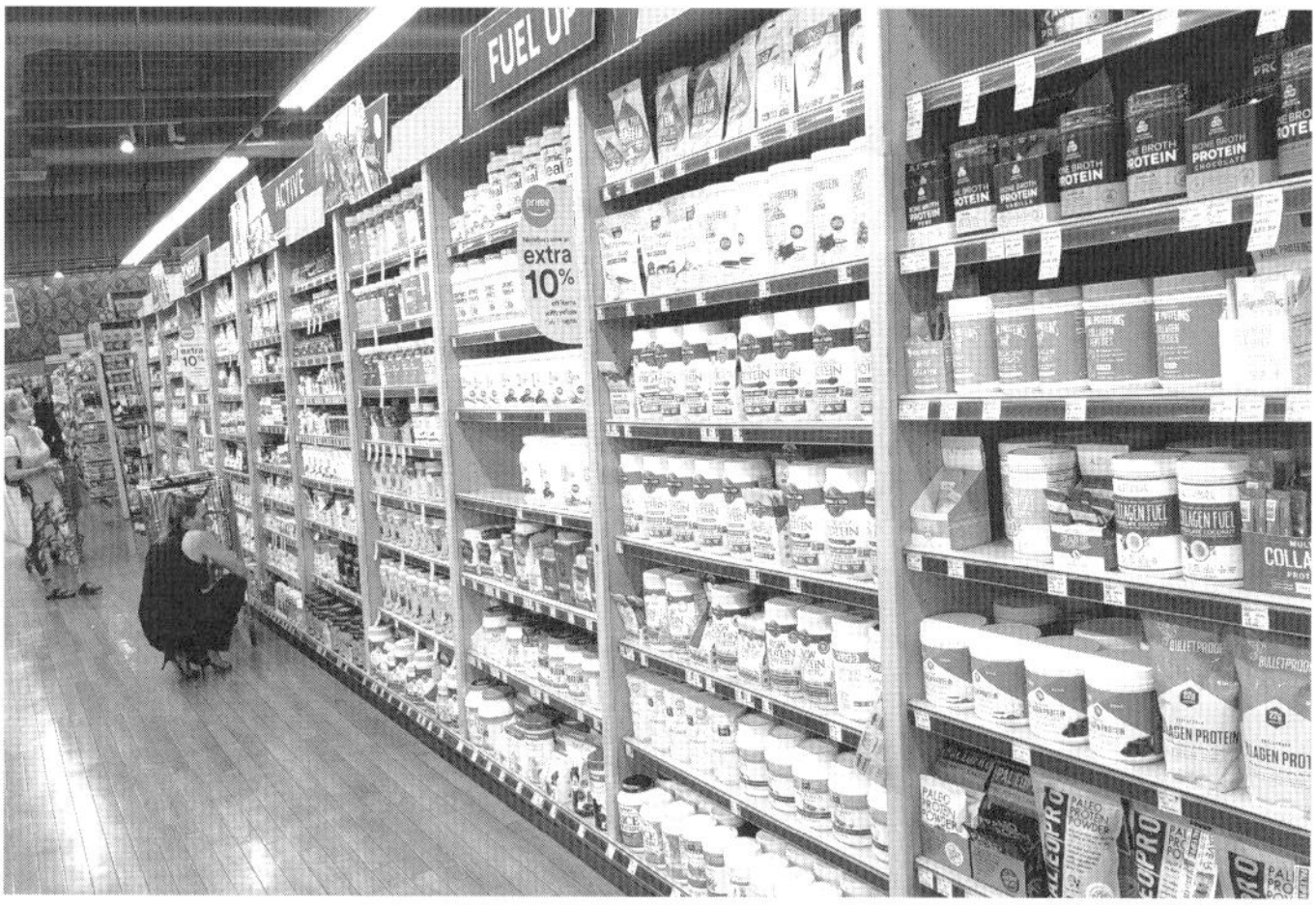

品ぞろえ充実のアメリカの自然派スーパーのサプリ売り場

そんな時にアロマセラピーのスペシャリストである妻のメグミに協力を仰ぐことを思いつきました。アロマオイルは良質の製品でなければなりませんが、現在は日本でも、アメリカ同様に、オーガニックで良質なアロマオイルは手に入ります。また、アロマセラピーは予防医学の観点から、現代医学に変わる代替医療として注目されています。その上、１００％自然由来です。副作用の心配もありません。

　そこで、Kinesio Release Therapy®から発展させる形で、身体の不調の原因を突き止め、自律神経のバランスを整え、身体力《からだりょく》を機能させるセラピーをファンクショナルセラピーと定義しました。そして、サプリの代わりにアロマオイルを使った実践法を私とメグミとで開発、確立した上で、ご紹介することにしました。ファンクショナルとは「機能する」または「実用的な」という意味です。身体の機能を回復し、実際に使えるセラピーという意味を込めています。そして、この本のサブタイトルを「ファンクショナルセラピー〜アロマ編」と名付けることにしたのです。

8 壊れた自律神経のスイッチの修復

これまでも「自律神経の整え方」を紹介する本は数多くありましたが、「自律神経のスイッチの治し方」については触れられていませんでした。漠然と「リラックスするようにしましょう」「瞑想しましょう」と言われても、リラックスできなくて不眠の症状などに陥っているのですから解決できるはずがありません。そこで、私は自身が開発したKinesio Release Therapy®を基にしたファンクショナルセラピーを使い、何が原因で自律神経のスイッチが壊れてしまったのかを突き止め、修復のお手伝いをします。

海を渡って、ロサンゼルスにある私のクリニックまで治療や研修にいらっしゃる必要はありません。この本があれば、あなた自身やあなたの大切な人の悩みを解決することができるかもしれません。「今の症状を治すことはできない」「年齢のせいだ」と諦める前に、一度、この本に目を通し、実践してみてください。これまでの治療に対する捉え方をリセットして、ファンクショナルセラピーに取り組んでください。

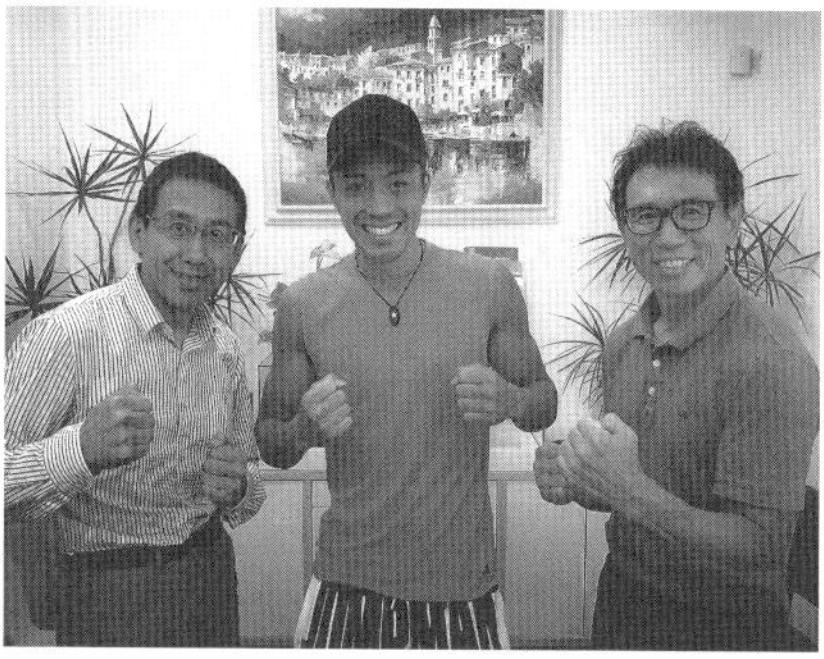

２０１８年７月にWBO世界スーパーフェザー級チャンピオンになった、伊藤雅雪さんと。
試合の前に治療にみえます。

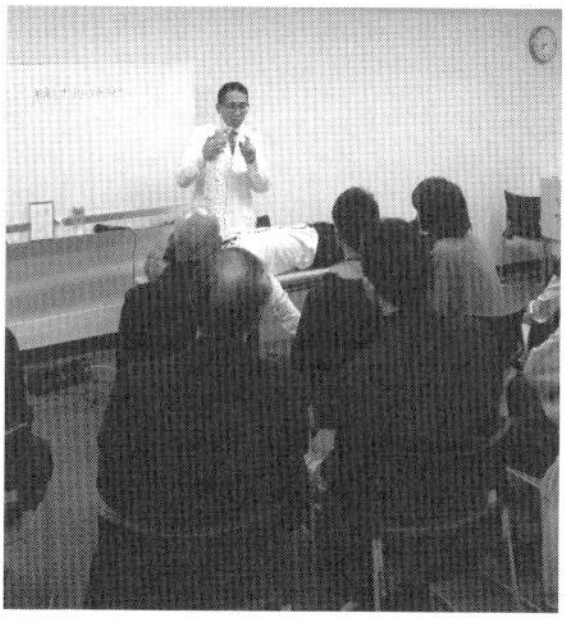

日本でのセミナーの様子

ステップ6
*4章の3

臓器に潜むストレス源の確認。
おへそに手を当てずに
ストレス源が潜む臓器の周辺に
手を当てながらテストキットを持ち、
筋肉テストを行う。自律神経を整える
サンプルブレンドオイルを体に触れさせる

抵抗できる
=臓器に潜むストレス源

抵抗できない
=ストレス源ではない

↗また、
各章で自分がやっていることを
確認したくなったら、
このチャートに戻りましょう

ステップ7
*4章の4

臓器ファンクションアロマオイルを選ぶ
おへそに手を当てずにストレス源が潜む臓器の周辺に手を当てながら
臓器ファンクションアロマオイルリストからアロマオイルを1本ずつ持ち、
筋肉テストを行う。ステップ6でのストレス源と
マッチするサンプルブレンドオイルと
自律神経を整えるサンプルブレンドオイルを
体に触れさせたままテストする

抵抗できる
=修復に使えるアロマオイル

抵抗できない
=修復に使えない

ステップ8
*4章の5

選出したオイルの確認とブレンド。
おへそに手を当てずに自律神経のストレス源のサンプルブレンドオイル、
臓器ストレス源除去のサンプルブレンドオイル、
臓器ファンクションアロマオイルリストから選んだオイルすべてを
体に当てて筋肉テストを行う

抵抗できる
=修復に使えるアロマオイル
↓
臓器ファンクションアロマオイルリストから
選出したオイル(2種類～5種類)、
自律神経を修復するサンプルブレンドオイル、
ストレス修復のサンプルブレンドオイルを
1滴ずつ合わせる

抵抗できない
=修復に使えない
↓
臓器ファンクション
アロマオイルリスト
から選び直す

ステップ9
*6章

ストレス源の修復

＊＝掲載場所

チャート CHART ファンクショナルセラピーの流れ

ステップ1 ＊2章の3

筋肉テストに使える筋肉(テスター)を探す

- 筋肉が抵抗できる＝テスターとして使用できる
- 筋肉が抵抗できない＝テスターとして使用できない

ステップ2 ＊2章の4

自律神経が正常か異常かをチェックする。おへそに手を当てて筋肉テストを行う

- 抵抗できる＝自律神経が壊れている
- 抵抗できない＝自律神経は正常(ステップ5へ)

ステップ3 ＊3章の4

自律神経を壊しているストレス源の特定。テストキットを持ちながら、おへそに手を当てて筋肉テストを行う

- 抵抗できる＝ストレス源ではない
- 抵抗できない＝自律神経を壊しているストレス源

ステップ4 ＊3章の6

自律神経を壊しているストレス源の確認と除去。おへそに手を当てて、ストレス源とマッチするサンプルブレンドオイルを体に触れさせて筋肉テストを行う

- 抵抗できる＝ストレス源とマッチしない
  → ステップ4の最初からやり直し
- 抵抗できない＝ストレス源とマッチするサンプルブレンドオイル

テストの詳細については
それぞれの章で説明していきます。
ここでは軽く、全体の流れを
把握するだけで大丈夫です ↗

ステップ5 ＊4章の1

ストレス源が潜む臓器の確定。おへそに手を当てずに19の臓器の周辺を触りながら筋肉テストを行う(自律神経が壊れていた人は、このステップからサンプルブレンドオイルを体に触れさせたままでテスト)

- 抵抗できる＝その臓器は正常
- 抵抗できない＝ストレス源が潜む臓器

2 自律神経のスイッチのチェック

1 筋肉反射テスト　神経と筋肉の関係

1章で少しだけご紹介したように、体内のエネルギーバランスが整い、綺麗に循環しているか、それにより自律神経のスイッチが壊れていないかを、筋肉（反射）テストで確認します。

今回、私がこの本でご紹介しているファンクショナルセラピーを、皆さんが自分で実践するためには、この筋肉テストをパートナーと一緒に行っていただくことになります。1章でストレス源の存在をご説明しました。身体に不調を感じる場合、なんらかの異物（ストレス源）が体内に取り込まれ、それが身体の不調を招いていると考えられます。そのストレス源が何か、またどこに潜んでいるかをテストキットで解明し、アロマオイルを使って修復していきます。その際に、テストキットの出す波長と体内のストレス源の波長とが共鳴するかどうか、アロマオイルの波長とストレス源の波長とが共鳴しているかどうかを筋肉の反応で確認します。

筋肉テストを行うには、しっかりと反応する筋肉を最初に突き止めておく必要があります。機能しない筋肉を使っても、「反応する」または「反応しない」という結果は得られないからです。ストレス源の種類を特定するためのテストキットと修復に使うアロマオイルについては

3章で後述しますが、テストキットへの反応の有無、アロマオイルの反応の有無については、筋肉テストを行いながら見ていきます。そのために、あらかじめ使える筋肉を探し当てておくのです。

筋肉テストは、馴染みがある方は、Oリングテストでも代用できます。Oリングテストとは、テストを受ける人が指で輪を作り、テストをする人もその指にかけて自分の指で輪を作って、それを引っ張り合うことでテストを受ける側の力を確認するものです。テストを受ける人が空いた方の手に有害や食べ物や薬を持つことで力が弱くなると、輪が外れます。筋肉反射テストもこれと同じ原理です。

筋肉反射テストのメソッドを説明する前に、筋肉と神経の関係性について説明します。コンピュータに例えると、筋肉がディスプレイの画面表示、神経は指令系統に当たります。指令を出す部分が正常に機能にしていないと、ディスプレイに情報は正確に表示されません。つまり、筋肉が正常に反射していることをテストで確認できれば、神経のオンオフのスイッチが壊れていないということなのです。

2 筋肉反射テストの歴史

次にこのテストの歴史についてお話しましょう。最初の筋肉テストは、ウィルスの感染症である ポリオ患者の神経反射の程度を評価する目的で使われていました。さらに、カイロプラクティック・ドクターのジョージ・グッドハート博士がこのテストを使い、筋肉の強弱をテストしていました。ところが、治療を続けている間に、同じ痛みに対してもそれぞれの反応が違うことに気づき、神経、筋肉、精神、化学物質の関連性を取り入れた治療法、アプライド・キネシオロジーを考案しました。私は今から20年以上前の1996年、ロサンゼルスで実際にグッドハート博士のセミナーを受講しました。創始者である方から直接、そのメソッドを学べたことは貴重な経験となっただけでなく、アプライド・キネシオロジーの考え方は、私が今回開発したファンクショナルセラピーにしっかりと受け継がれています。

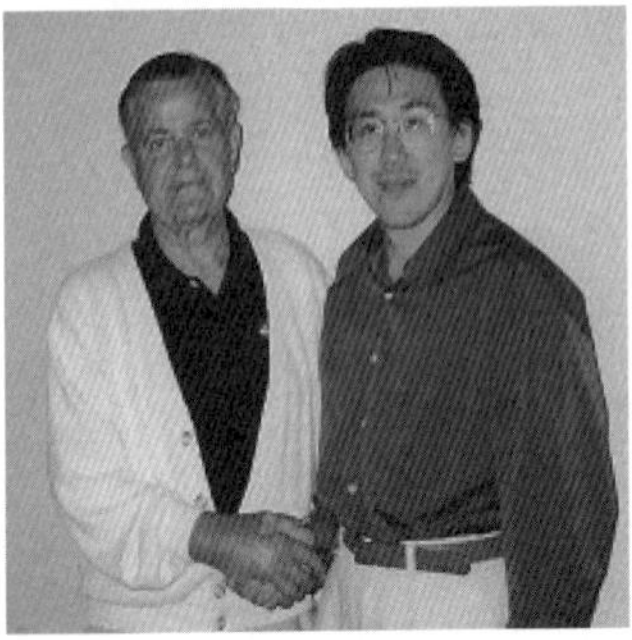

グッドハート博士と著者〈1996 年〉

さらに、「筋肉反射テストは機能神経学」であると提唱した、同じくカイロプラクティック・ドクターのウォルター・シュミット博士が、このアプライド・キネシオロジーをベースに、筋肉への神経系の働きを評価することで、患者さんの体が何を必要としているかを診断し、必要な治療を与え、そして結果を観察するという一連の流れを確立しました。このメソッドを用いると、さらに確実な診断結果を出すことが可能です。つまり、構造、栄養、精神面の何を、体が要求しているのかを見極めることができるのです。

3 筋肉反射テストに使える筋肉を探す

まず、筋肉反射テストをする前に、どこの筋肉が使えるかを調べます。英語では使える筋肉を「テスター」と呼びます。テスター探しは、テストをする人（A）とテストを受ける人（B）の2人1組で行います。

AがBの特定の筋肉に負荷をかけ、Bはその負荷に対して本来の位置で維持できるかどうかを確かめます。そこで強く維持できた筋肉がテスターです。その筋肉を使ってテストを進めます。

この時に注意すべきことがあります。AもBも共に、先入観や邪念を持たないようにしてください。どう思うかによって、テストの結果が左右されることがあり、純粋な反応が得られないからです。例えば、BはAに対して「ここに力は入りませんね？」などと、否定的な方向に誘導するような質問はしないでください。聞き方としては、「力が入るのはここですか？」と確認するような雰囲気が望ましいと言えます。

①筋肉テストに脇の筋肉が使えるか？

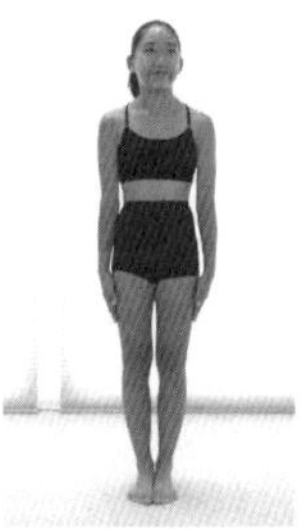

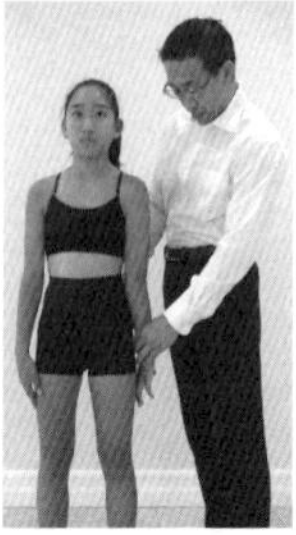

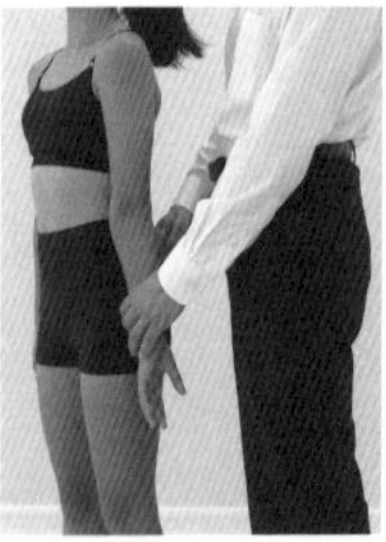

Bは、片方の手を脇にぴったりつけた状態でまっすぐ立ちます。

例えば、AはBの左手を背後から左下の方向に離すように負荷をかけます。

この時に手が離れずに抵抗できれば、筋肉は正常に機能していると言えます。

しかし、Bの手がAの力に抵抗できず脇から離れてしまった場合は筋肉の機能が正常に働いていない状態です。

この場合は、この筋肉は神経、関節、筋肉などの原因で弱っているのでテストには使用できません。

つまり、この方法で抵抗できた場合は、3章で実施する筋肉テストでこの方法を取ります。

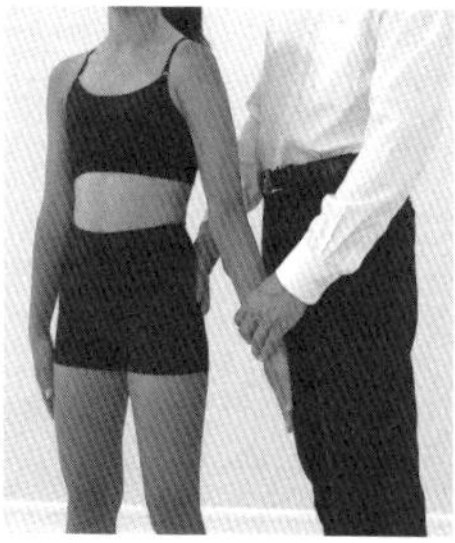

②筋肉テストに腕の筋肉が使えるか？

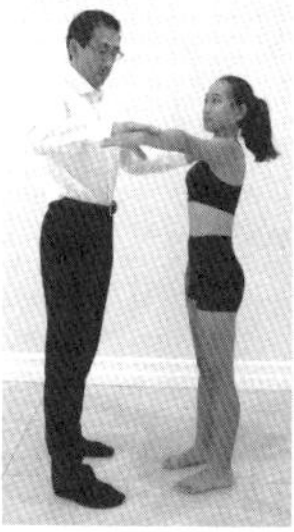

Bは左手をまっすぐ前方に突き出した姿勢で立ちます。AはBの突き出した手を下方に下げるように負荷をかけます。

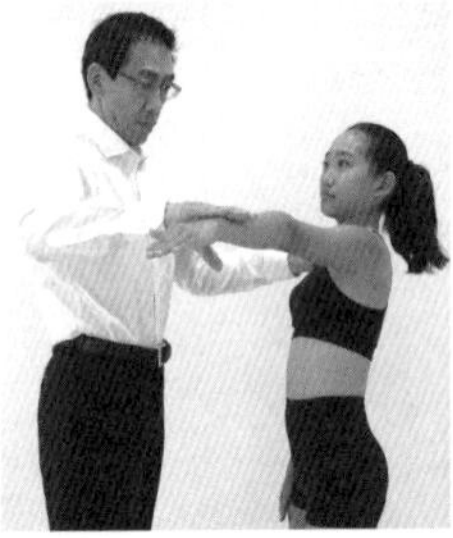

Aは Bの腕を90度の方向に押すのではなく、10度ほど指先の方向にアーチ状に押します。この時に手が下がることなく抵抗できれば、この筋肉をテストに使用できるとみなします。

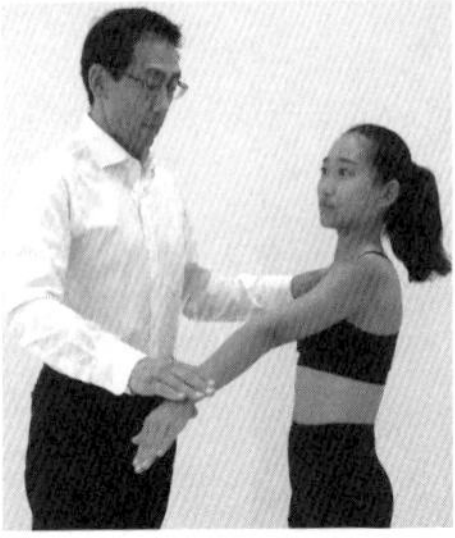

しかし、Bの手がAの力に抵抗できず下がってしまった場合は、この筋肉は今回のテストには使用できません。

③筋肉テストに足の筋肉が使えるか?

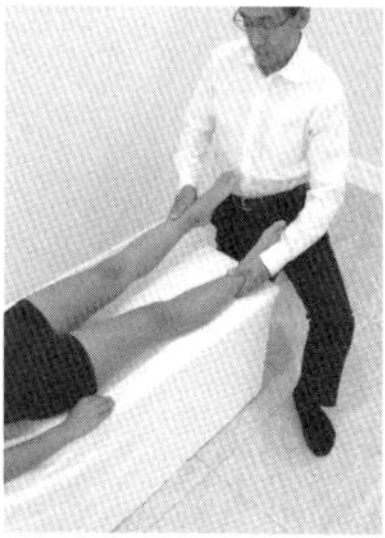

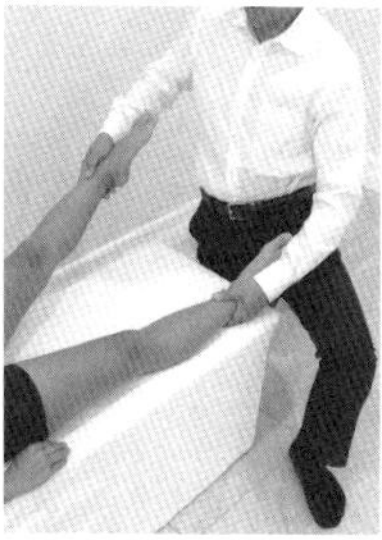

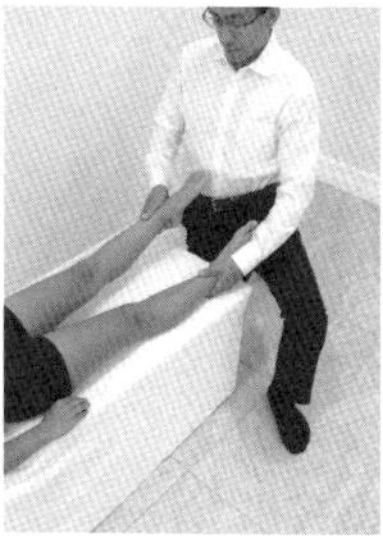

Bは床やベッドなど平面に横になります。片方の足を軽く開きます。Aはその足首の上を持ち、反対の手で床やベッドの上にリラックスしている足を支え、抵抗する脚を閉じる方向に向けて負荷をかけます。

この時に足が閉じることなく抵抗できれば、この足の筋肉をテストに使用できるとみなします。

しかし、Bの足がAの力に抵抗できず閉じてしまった場合は、この筋肉はテストには使用できません。

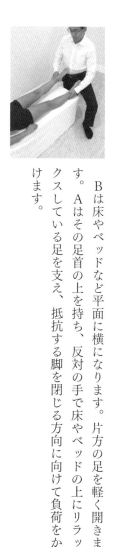

はい、これでどの筋肉が機能しているかがわかりましたね。その筋肉を今後実践していく筋肉反射テストで使うようにしてください。どの方法でも筋肉が抵抗できて強かったという方はパートナーとやってみた実感で、最もやりやすいと思えたものを選んでください。

4 筋肉反射テスト　実践編

次に、自律神経が正常か、壊れている状態なのかを判別する筋肉反射テストの実践編に進みます。ここでは、抵抗できる、つまり使える筋肉を使い、エネルギーの流れを遮断した状態で筋肉が反応するかどうかをチェックします。前項で、使える筋肉がどこなのかが判明しました。そこを使って進めていきます。この筋肉反射テストをマスターすることが一番重要です。これまで身体の不調を病院で検査しても、その原因が何かわからなかった方でも、このテストを実践することで何が原因だったかを解明できるかもしれないのです。

この先は、Bがおへそに手を当ててテストを行います。これはオープニング（エネルギーの通路）に蓋をすることで、エネルギーの流れが遮断された状態です。なぜ、エネルギーの流れを遮断した方がいいのかについては、圧力鍋のシステムを例に出してご説明しましょう。圧力鍋の蓋には空気が通る穴が空いています。鍋の内側が高温になると、蒸気はその穴から外部に出て行きます。それによって、鍋の機能は保たれます。しかし、その蓋を閉じたらどうなるでしょう？　中の蒸気は行き場を失い、最後にはアラームが鳴り、さらには鍋ごと爆発してしまい、本来の鍋の機能は果たされません。

この圧力鍋を人間の体、蒸気をエネルギー、蓋の穴をおへそに例えるとわかっていただけると思います。体のエネルギーの流れを遮断する形でおへそに蓋をすると、本来であれば、体の機能は果たされません。筋肉も正常には機能しないはずです。しかしながら、蓋をしているのに（おへそをふさいでいるのに）筋肉が、外部からの力に対して抵抗できたとしたら、それは筋肉の正常な反応ではありません。筋肉に命令を下す自律神経のスイッチが壊れている状態です。テストを確実に行うために、手の指の隙間がない状態でしっかりとへそを塞ぐことが重要です。

①脇の筋肉を使った筋肉反射テスト

おへそに手を当てながら、どこの筋肉が使えたかを調べた時と同様のテストを行います。まず、脇の筋肉を使う場合を説明します。

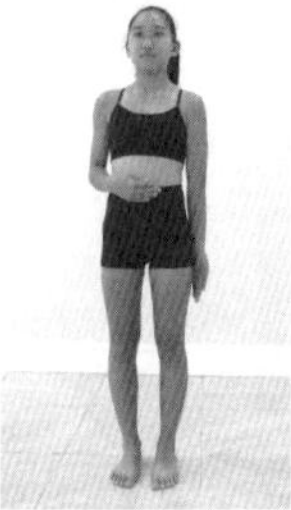
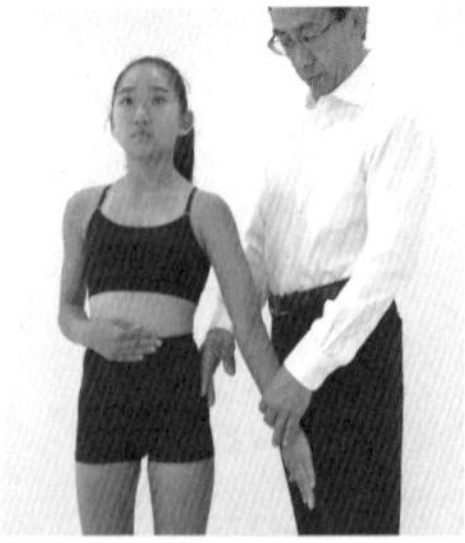
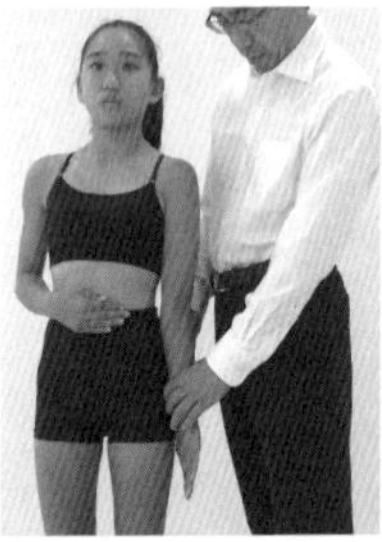

エネルギーが流れないということは、一時的に神経のスイッチをオフにしていることになります。

よって、Bの手が離れる場合が、スイッチがオフされている、つまり、オンオフの機能が正常に働いていることで、自律神経のスイッチが壊れていないことを意味します。

反対に、エネルギーを遮断（スイッチをオフ）しているにもかかわらず、手が離れずに抵抗できている場合は、オンオフ機能が壊れている、つまり、自律神経のスイッチが壊れた状態です。

②腕の筋肉を使った筋肉反射テスト

腕の筋肉を使ったテストも、Bがテストとして使用する反対の手でおへそに手を当てて行います。

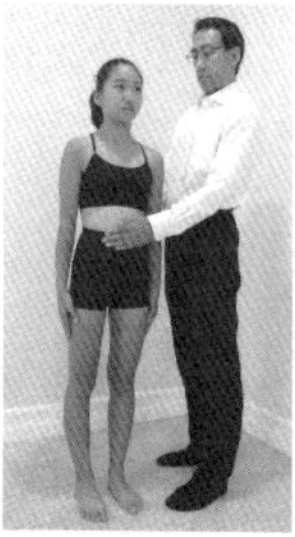

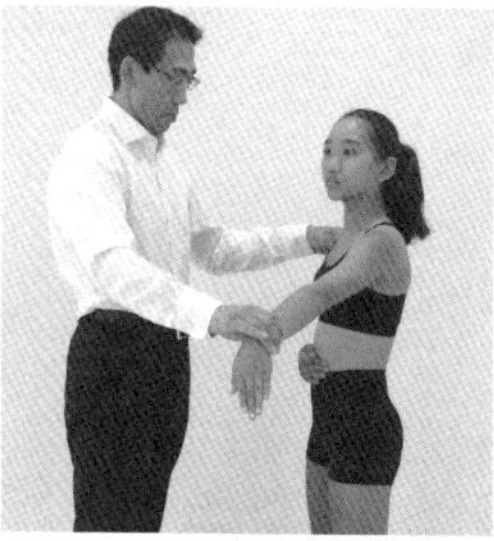

エネルギーの流れを遮断した状態で、Bの手が抵抗に負けて下がる場合が、スイッチがオフされている、つまり、オンオフの機能が正常に働いているということで、自律神経のスイッチが壊れていないことを意味します。

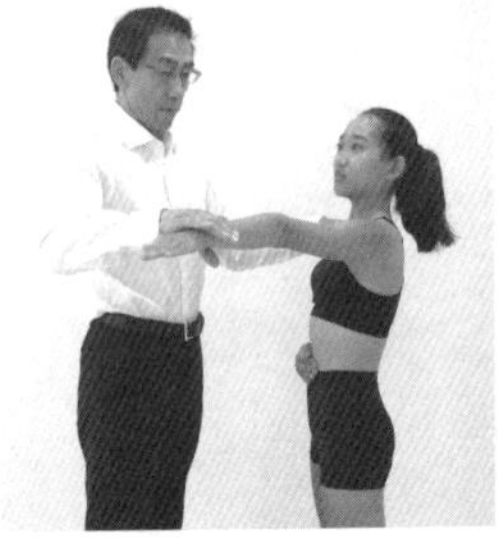

反対に、エネルギーを遮断（スイッチをオフ）しているにもかかわらず、手が下がらずに抵抗できている場合は、オンオフ機能が壊れている、つまり、自律神経のスイッチが壊れた状態です。

③足の筋肉を使った筋肉反射テスト

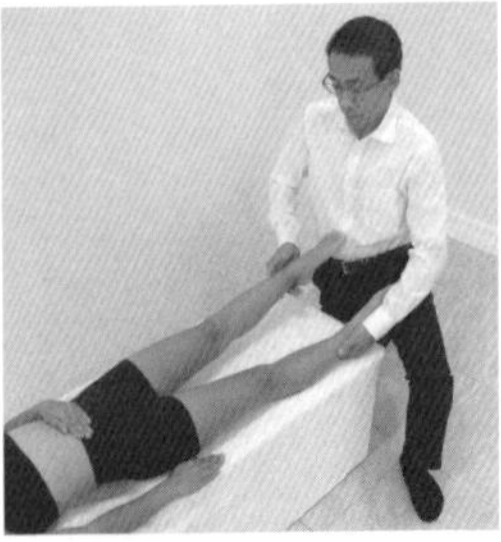

Bがおへそに手を当ててテストを行います。

エネルギーの流れを遮断した状態で、Bの足が内側に向けた力に負けて閉じる場合が、スイッチがオフされている、つまり、オンオフの機能が正常に働いているということで、自律神経のスイッチが壊れていないことを意味します。

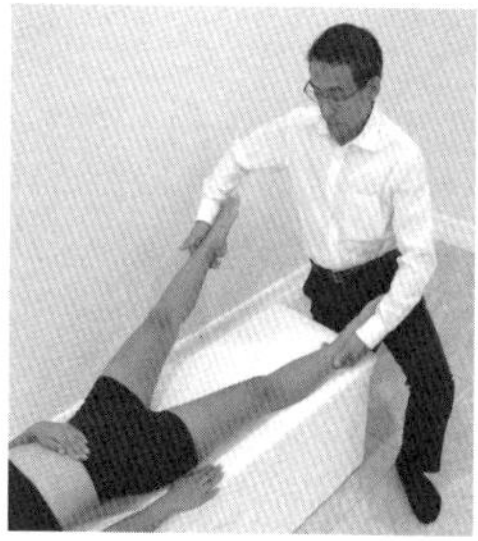

反対に、エネルギーを遮断（スイッチをオフ）しているにもかかわらず、足が閉じずに抵抗できている場合は、オンオフ機能が壊れている、つまり、自律神経のスイッチが壊れた状態です。

このように、エネルギーの流れが正常であるか、つまり自律神経のスイッチが壊れていないかどうかを筋肉反射テストで調べることができます。筋肉が正常な反応を示すということは、自然治癒力、体の機能も正常であるということです。自律神経が正常であるという反応が出た方は、ここから4章の1に進んでください。

5 日常的に行う筋肉反射テスト

筋肉反射テスト以外にも、自律神経のオンオフが壊れているかを簡易的にチェックする方法もあります。目を閉じて、まっすぐ立った状態で体が揺れるかどうか、でわかります。前後左右、どの角度に対しても体が揺れるなら自律神経のスイッチが壊れていることが疑われます。

今回、撮影した写真のモデルは私の娘です。彼女には、幼い頃から筋肉反射テストを日常的に行ってきました。彼女は筋肉テストをされることに慣れているだけでなく、自分で他者に行うこともできます。それだけこのテストは、一度マスターしてしまえば簡単にどこでも使用できます。不調を何も感じない状態でも、筋肉テストで、「自律神経のスイッチが正常である」ことを日頃から確認することをお勧めします。何事も症状が起こってからではなく、異常を示す小さなサインを見逃さないことが大切です。筋肉テストで、神経のスイッチのオンオフがおかしくないかどうかを、是非チェックしてみてください。

次の章では、筋肉テストの結果、自律神経のスイッチが正常に機能していないことが判明した方のストレス源が何で、それをどのように修復していくのかをファンクショナルセラピーを活用して説明します。

――コラム――

靴の購入にも活用できる筋肉反射テスト

この筋肉反射テストをマスターしてしまえば、ショッピングの際に「自分の体に合ったものかどうか」を購入前にチェックすることもできます。例えば、私たち家族がよく活用するのが、靴を購入する時です。

まず、靴を履いてみます。そして、買い物に同行した人が靴を買おうとしている本人に筋肉反射テストを行います。前提条件として、常に筋肉テストを行い、どの部位でテストをすればいいかを明らかにしておく必要があります。この場合、テスト２の「腕の筋肉を使ったテスト」が一番調べやすいです。

靴をはいた状態でテストを行った結果、自律神経のスイッチが正常に機能すれば、その靴を購入しても大丈夫。

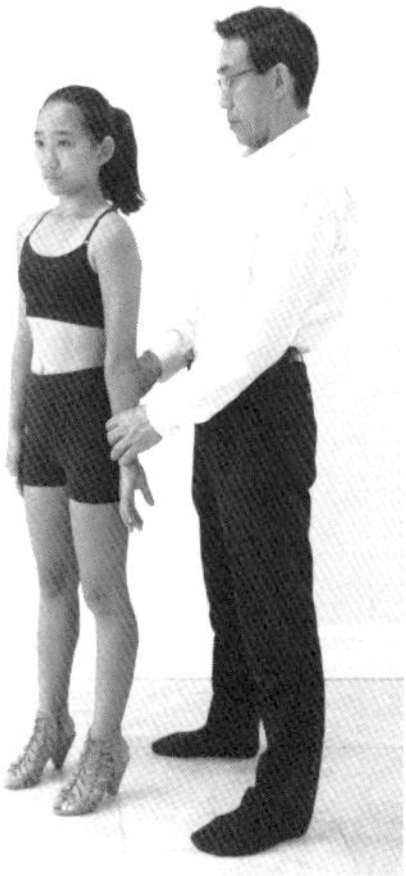

反対に、その靴を履いた状態でスイッチのオンオフが壊れてしまったら、たとえどんなに素敵なデザインの靴でも構造上、あなたの体に不利益を与える可能性大。購入は諦めた方が無難だと言えます。

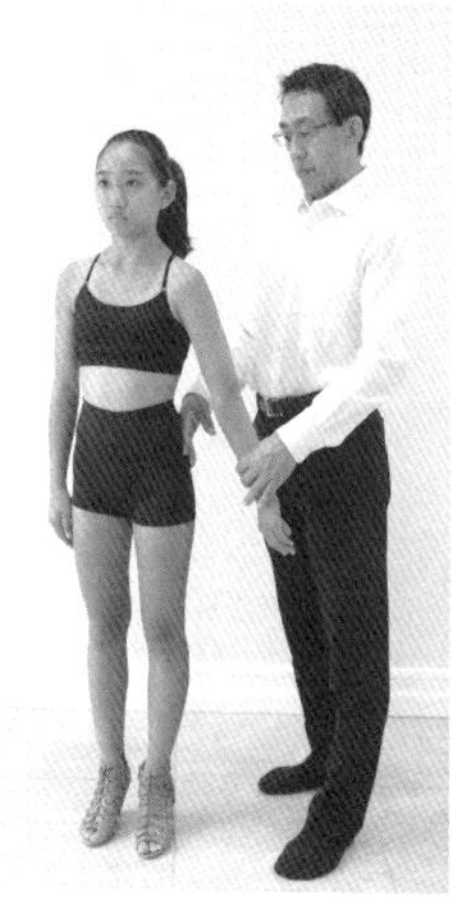

3 自律神経を壊しているストレス源の特定

1 波長が合うか、乱れるか

第2章で筋肉反射テストを行い、自律神経が壊れていた方は次にその原因となっているストレス源を調べるステップに進みます。私が最初に開発したキネシオリリースセラピーでは、ストレス源の除去にサプリを使いました。私が通常使用しているサプリはビタミンA、B、CなどではなくYじ自然の食材や動物性の臓器から抽出したDNAを利用したものです。これらは、臓器の修復、正常な状態の回復といった役割を持っています。残念ながら、これらのサプリは、薬事法の関係で、商用目的で日本に持ち込むことができません。そこで、ここではアロマオイルを用います。アロマでも私が普段使っているサプリと近い効果が期待できます。それについては、以下に詳しく説明します。

ストレス源を調べるのに、なぜ、アロマオイル（またはサプリ）を使ってわかるのかについては説明が必要かもしれません。これには1章で触れたユニバーサルエネルギーが関係しています。万物にはエネルギーがある、と前述したように、アロマオイルを含むすべてのものにエネルギーがあり、波長があります。そして、その波長はそれぞれが微妙に異なっています。似ているように見えてもすべて違う雪の結晶や指紋に例えたらわかっていただけるのではないでしょうか。

エネルギーの波長が近いと、シンクロして綺麗な波ができます。しかし、波長が大きく異なると、エネルギーの波は乱れてしまい、不調につながるのです。コンサートなどで大量のドライアイスをステージの奥から流して歌手が登場する場合、ドライアイスの波は前方に流れ、歌手はあたかもその波の上に浮いているように見えます。これは波長が合っている状態です。逆に歌手が登場する方向に向けて、前方からドライアイスを流すと波は乱れてしまい、歌手の姿は確認しづらくなります。波長のシンクロは、サーフィンにも例えられます。サーファーは大きな波に対抗するのではなく、ボードを介在して波に乗るのです。

そして、アロマオイルにもまたエネルギーの波長があります。筋肉反射テストで、アロマオイルのエネルギーと不調の箇所が発するエネルギーの波長が共鳴すると、「筋肉が正しく反応する」という結果になって表れるのです。

2 ストレス源の種類

次にエネルギーが乱れることによって、自律神経のバランスを崩してしまうストレス源には、どのようなものがあるかについて大きく分けて説明します。自律神経、ストレスという言葉を使うと、すぐにうつなどと、精神的な異常と思いがちです。ここで説明するストレス源とは、体に負担をかけ、精神だけではない臓器、血流、リンパ、消化など正常な体の動きを壊してしまう原因のことをさします。

人間は日々、多くのストレス源にさらされながら生活しています。また、ストレス源はもともと体の中に入り込んでいることも多く、免疫力が低下する状態の時に増殖し、その症状が現れる前に自律神経に影響を与えてしまいます。

ストレス源は大きく次の7つに分けられます。ここで大事なのは、何のストレス源が自律神経に影響を与えているかということです。ストレス源の一つ一つについて掘り下げて知りたい方は、ぜひインターネットなどで調べてみてください。

①ウィルス

これは感染により体内に取り込まれます。空気中に飛散したウィルスが、食べ物に付着して感染することも多いです。代表的なものはインフルエンザやノロウィルスです。そのほかに、帯状疱疹《たいじょうほうしん》のように、感染によって侵入したウィルスではなく、神経の中に潜んでいて、体の免疫力が落ちたときに活発になり症状として出てくる種類もあります。

② バクテリア（細菌）

これはクラミジア、連鎖球菌、サルモネラ菌などに代表され、１６００種類以上あります。

③ 寄生虫

寄生虫は線形動物のカイチュウ、フィラリア、扁形動物のサナダムシ類や、肝臓や肺に寄生する吸虫類など４万５０００種類以上あります。２０１７年、日本でアニキサスによる食中毒患者の激増が報告されました。生の魚を食する機会が多い日本では、寄生虫のリスクは高いと言えます。

寄生虫に関しては、２０１８年11月にも衝撃的なニュースが報道されました。11月２日、オーストラリアの男性が、４２０日間の昏睡の末に意識を回復しないまま、亡くなってしまったというものです。彼は２０１０年の19歳当時、友人と開いたパーティーの席でふざけてナメクジを食べた結果、両足の激しい痛みを訴え、筋力が弱り、歩くことができなくなり、さらに昏睡状態に陥りました。その原因は、彼が食べたナメクジの中にいた寄生虫だということが医師の診断で判明しました。

このように寄生虫を人々は軽視しがちではありますが、アメリカの国立生物工学情報センターによると、寄生虫は臓器の筋肉の中にまで入り込み、臓器にストレスを与え、リウマチや膠原病を発症させる可能性があるという報告が成されています。

④カビ

浴室など湿気の多いところでカビも吸っていることになり、ナッツ類やパンに付着したカビも丁寧に取り除いたとしても完全に除去できるわけではないので、体内に取り込まれている可能性があります。多くの病気は、実はカビ菌が原因で発症します。例えば、性病のカンジダは、カビの一種である真菌が膣に入り込み炎症を起こしたものです。カビは、一旦体内に取り込むと除去は難しいとされています。そのカビがきっかけとなり、他の臓器の機能も壊してしまうことがあります。カビといっても非常に深刻な病状を引き起こす可能性があるのです。軽視はできません。

⑤重金属

重金属を体内に溜め込んでいるケースは、私の過去の治療の経験からも、非常に多く見られます。汗止めにもアルミニウムが含まれていますし、調理の際にアルミの鍋やアルミ箔を使用することでアルミニウムが料理に溶け込んで体内に取り込まれたりもします。また、歯の詰め物の水銀も体内に溶け出すことがあります。

⑥化学物質

プラスチックやアスベスト、またガソリンが放出するNOx（窒素酸化物）などがその例です。普通に生活していても、私たちはストレス源となる様々な異物を体内に吸収し、溜め込んでいるのです。実際に、２００９年12月発行の科学雑誌「サイエンティフィックアメリカン」によると、新生児のへその緒の血液検査では、２００種類以上の化学物質が検出されています。これはつまり、母体内の化学物質の存在を裏付けると同時に、新生児にも影響も与えていることを示しています。

⑦食物

最後にストレス源としての食物も忘れてはいけません。腸内フローラという言葉を聞いたことがあると思います。胃や腸の内部が整っていることと免疫力には大きな関連性があります。お腹の環境が整っていないと食べ物を適切に消化することができず、毒素が溜まってしまう原因になるのです。また、特定の食物にアレルギーを持っていることに気づかずに体内に取り入れている場合もストレス源につながります。長期でアレルギーとなる食物を摂取し続けると、リーキーガット（leaky gut）という症状を起こします。このリーキーガットとは別名、腸漏れ症候群、腸の粘膜に穴が空いてしまい、本来排除されるはずの毒素が血流に漏れだしてしまうことを指します。その結果、様々な臓器に不調を引き起こすということがわかっています。

また、アレルギーの症状が続くと、体内の免疫の抗体が細胞核などと反応して、免疫複合体を形成し、細胞を異物と錯覚して攻撃するという事態にまで発展します。その病気の一例が膠《こう》原病《げんびょう》です。甲状腺を冒す橋本病や関節に影響するリュウマチも膠原病に含まれます。アレルギーを放置すると、最悪の場合には死に至ることもあるのです。

このように、自律神経のバランスを崩しているストレス源は様々です。その原因を突き止めないことには、自律神経のバランスは治りません。何事も「元から直す」ことが重要で、近道はありません。体内に取り込んでいる不調の原因を、ファンクショナルセラピーで探し、何なのかを特定し、除去していきましょう。そのストレス源を除去していくことで、初めて体が一般的な治療法に反応し、改善につながります。

このようなストレス源は長期にわたり、体内に取り込まれ、蓄積されています。ウィルス、バクテリア、微生物、寄生虫などが体内に長期で潜んでいることも珍しくありません。これらは体の免疫力が落ちるのを待ってから、体の機能に影響を与えます。それらの症状が出る前に、体は体内に潜んでいるストレス源の存在を自ら察知し、取り除こうと常に戦っています。その戦いの繰り返しで、自律神経は影響を受けてしまうのです。

3 ストレス源の特定に至るまでの手順

ストレス源がどこに潜んでいるか、どのような種類のストレス源が潜んでいるのかを特定するまでの手順は簡単ではありません。何度も同じことを繰り返しながら正解を導き出していくことになります。

そこで、まず実際に始める前に、どのような手順をとるのかを簡単にまとめます。その流れをあらかじめ、頭に入れることで、スムーズに取り組めるようになるでしょう。

自律神経のスイッチが入っているかどうかをチェックする（第2章でやりました）。

↓

自律神経を壊しているストレス源を付録のテストキットで特定する。

↓

付録のサンプルブレンドオイルで同じストレス源かを特定する。

←

付録のサンプルブレンドオイルを使って自律神経のスイッチを入れる（機能させる）。

←

体内の臓器のどこにストレス源が潜んでいるかをチェックして特定する。

←

その臓器にどのようなストレス源が潜んでいるかを再度チェックして特定する。

←

臓器の修復に役立つアロマオイルを選ぶ。

←

修復へ！

このような流れに沿って筋肉反射テストを行っていきます。体のどこにストレス源が潜んでいるかは筋肉テストが教えてくれます。押す側（A）と押される側（B）とが密接なコミュニケーションをとりながら、物語のように結果が導き出されることになるのです。

4 自律神経を壊しているストレス源の特定

繰り返しますが、次に挙げているものが主なストレス源の種類です。

ウィルス
バクテリア
寄生虫
カビ
重金属／化学物質
食物

この本の付録に6本の「テストキット」と6本の「サンプルブレンドオイル」が付いています。テストキットは透明の液体が小さなボトルに入ったものです。ホメオパシーのメソッドをもとにしたテストキットを使って、筋肉反射テストを行います。重金属と化学物質に対処するテストキットは成分が似ているので1つにまとめました。

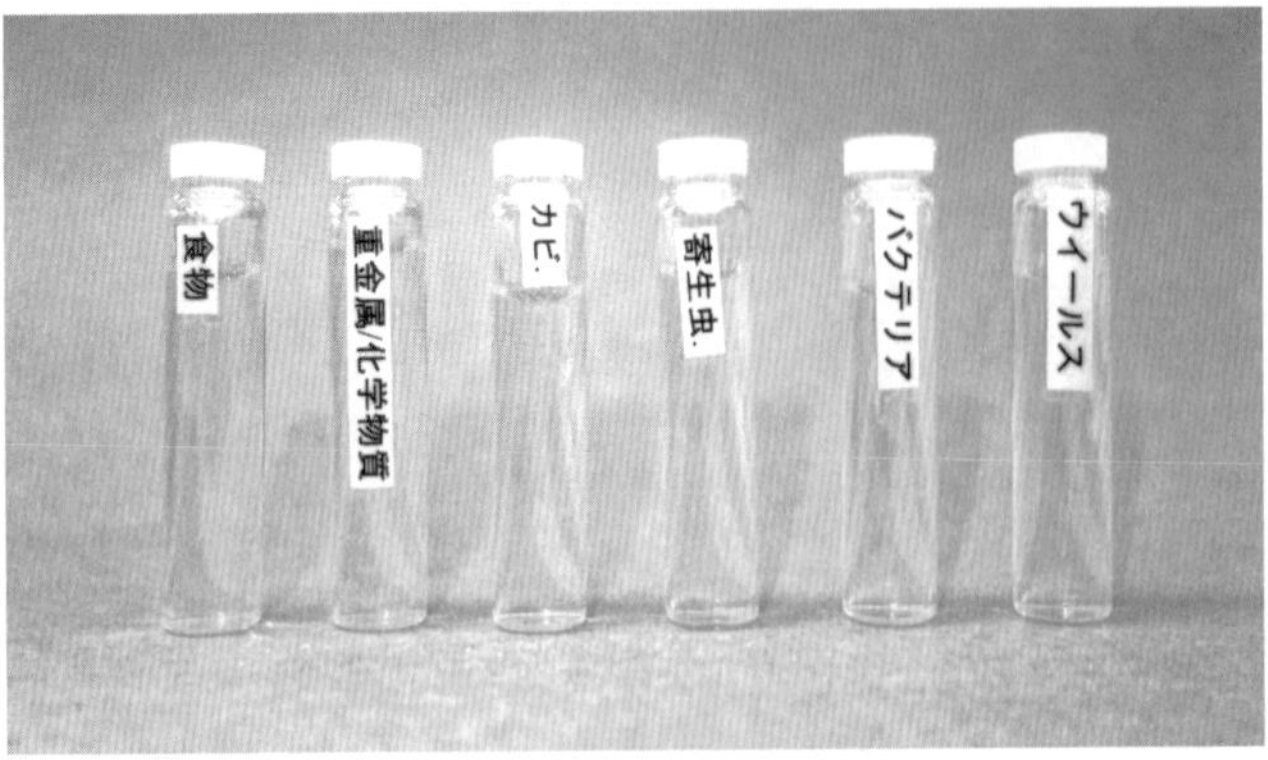

6種類の付録のテストキット

【テストキットの使用上の注意】

白いふたの、透明のボトルに入っているテストキットは、ボトルに入ったまま使用します。テストキットのふたは、絶対に開けないでください。開封後はテストキット自体が使用できなくなりますのでご注意ください。

テストキットの中の液体は無味無臭ですが使用することはできません。中の液体の使用については本書では一切触れていません。説明に沿ったご使用をお願いいたします。テストキットの開封、破損等でびんが割れた場合、速やかに処分してください。テストキットの使用により生じたすべての問題に対する責任は負いません。

それでは、テストキットを使って、あなたが抱えている症状を引き起こしている原因を突き止めることにしましょう。その症状の原因が自律神経のバランスの崩れによるものなのか、それともそれ以外に原因があるのかを最初に解明していきます。

2章で自律神経が働いているかどうかを筋肉反射テストで確認しました。働いていない人、壊れている人への対処から始めます。おさらいになりますが、おへそに手を当てて筋肉反射テストを行います。このようにエネルギーを遮断しているのに、筋肉が抵抗できるという場合は、自律神経のオンオフが壊れていることになります。ここでは仮に、足の筋肉が抵抗できていることにしましょう。

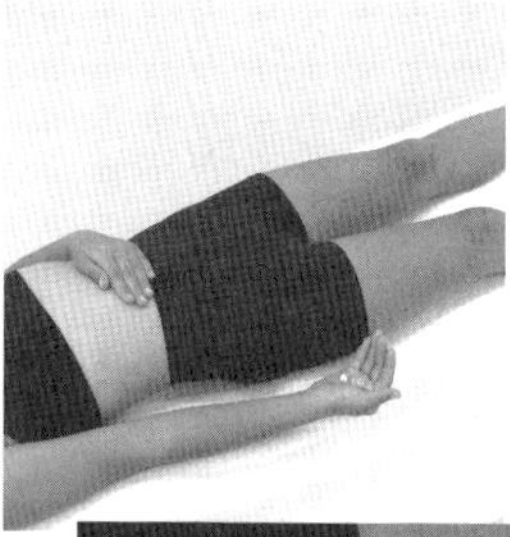

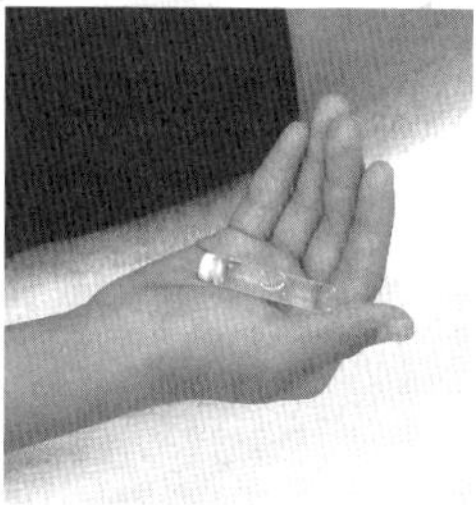

写真のように、おへそにふたをしたまま、テストキットのストレス源のボトルを1本持ちます。この場合、例えばウィルスのテストキットのびんを持った時に筋肉が弱くなった（抵抗できない）場合は、ウィルスのストレス源が体内のどこかにあると判断できます。テストキットの波長と体内のストレス源の波

長が共鳴することで、正常な状態になったために筋肉が正しい反応を示したのです。波長の共鳴が「これがストレス源です」と教えてくれる、ということです。ストレス源のテストキットのびんを当てても、筋肉が強いままの場合は、このストレス源は自律神経機能に負担をかけていないと見なします。

すべてのテストキットについて調べていきます。ストレス源は1つとは限らず、複数以上を抱えていることも往往にしてあります。よって、その複数以上あるストレス源の優先順位を決めることが大切です。料理を作る時も、より美味しい料理を完成させるには材料や調味料を順番通りに加えることがポイントになります。体調の修復も同じことです。優先順位をつけて直していかないと、体調は万全には整いません。除去の優先順位を付けるために、次に「プライオリティー」をチェックします。

なお、上記の手順によりテストを行ってもストレス源が特定できない場合、身体のどこかに傷があるか思い出してください。過去の傷もストレス源になることがあります。一度切ってしまった皮膚は過去のトラウマで神経の伝達が衰えてしまい、そこから電気が漏れるように身体にストレスとしての刺激を与えてしまいます。過去の傷でよく反応するのは、顔面の傷や手術などの深い傷です。体の中心にある舌やへそ、鼻などにピアスがある場合もテストでの反応が正確に出ません。ピアスを外してテストを行いましょう。さらに体が脱水状態の時も、筋肉反射テストでの結果が出にくくなります。傷もピアスもないけれど結果が出ないという方は、水を飲んでから再度、ストレス源特定のテストに取り組んでみましょう。

5 自律神経を壊しているストレス源のプライオリティー

筋肉反射テストで、複数以上、つまり2個、3個のストレス源が判明することがあります。それは決して珍しいことではありません。その際、どのストレス源を優先的に治療すべきなのかを指を使って探すことができます。使うのはどちらの手でも構いません。

まず中指の爪を親指の第一関節に当てます。

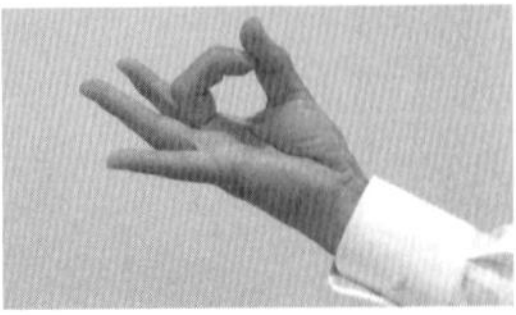

この指の位置を維持したまま、ストレス源と判明したテストキットのびんを1本ずつチェックしていきます。ここはまだおへそにふたをした状態で調べます。筋肉反射テストの結果、筋肉の力が弱くなった時に持っていたびんが、ストレス源として優先順位が高いものになります。

優先順位の高い部位のストレス源の除去と修復を行うことで、その他の弱いストレス源も改善に向かっていく事例が多く見られます。

6 自律神経のスイッチをオンにする

さて、テストキットを使ったことで、あなたの自律神経の機能を壊しているストレス源が判明しました。ここでは仮に、それが食物だとわかったことにしましょう。そのストレス源を除去するためには、この本の付録についている、黒いふたの青いボトルに入ったサンプルブレンドオイルのうち、6と書かれたラベルが貼られたものを使います。

ストレス源別のサンプルブレンドオイル（付録の6本）

ボトル①　ウィルス
ボトル②　バクテリア（細菌）
ボトル③　寄生虫
ボトル④　カビ
ボトル⑤　重金属と化学物質
ボトル⑥　食物

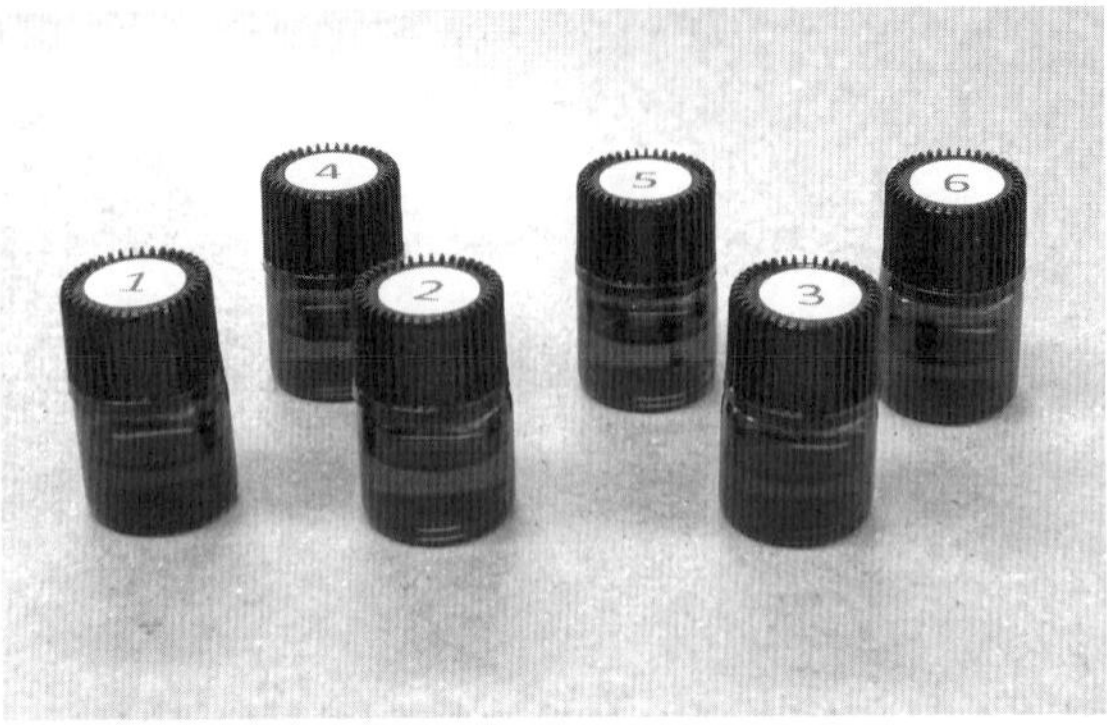

付録の６本のサンプルブレンドオイル

【サンプルブレンドオイルの使用上の注意】

サンプルブレンドオイルは各ボトルに１ｍｌずつ入っていますが、ボトルが小さいため中のブレンドオイルが出にくい場合があります。その場合、中栓を取り外し、スポイトを用意してご使用ください。

ここで、そのサンプルブレンドオイルがあなたの自律神経のスイッチをオンにする働きがあるかどうかを確認します。おへそにふたをして、サンプルブレンドオイルのびんを体のどこかに触らせた状態で筋肉テストを行います。

筋肉が弱くなった（抵抗できなかった）としたら、そのオイルとストレス源の波長が合ったということになり、6番のサンプルブレンドオイルがあなたの自律神経をオンにすることがわかります。

それはつまり、「食物」が現在、あなたの自律神経に不調をもたらしている原因ということになります。「化学物質」でも「ウィルス」でも同様です。なぜ不調があるのに検査などでその原因が特定できないかというと、それには人間の身体に備わっている免疫力の働きが関係しています。どこかに不調が発生した場合、身体のバランスを保とうとする機能が働き、不調になった働きを補佐するために他の箇所が通常以上に働かなくてはいけなくなります。例えば右足が働かなくなった場合、バランスをとろうと左足で右足をかばおうとします。これはホメオスタシスと呼ばれる生物学上の概念で日本語では生体恒常性といいます。結果的に左足も使いすぎてしまい、左足の機能低下に陥ってしまいます。

上記のように「食物」が原因で胃、腸の具合が悪くなると、さらに胆のうなど、様々な箇所にストレス源は負担をかけ始めます。その結果、不調な症状は存在するのに、血液検査などでは判明しない未病と呼ばれる状態に陥ります。未病とは前述のように、病気と診断される前の不調を指します。中国では古来より、未病に対処することが最も重要だと考えられています。

さて、ストレス源の確定には大きな意味があります。つまり、そのようなものをこれからは体内に取り込まない努力さえすれば、これ以上、ストレス源が増えないことになるからです。食物がストレス源であれば、これからは食生活に気を配るようになり、化学物質がストレス源であれば、身近にある洗剤や化粧品の成分表示に留意するようになるでしょう。このように、何が原因で自律神経に負担をかけているのかを把握し、その原因を取り除くことが第一歩です。

こうして、あなたの自律神経の機能に影響を与えていたストレス源を確定でき、自律神経のスイッチをオンにするところまで来ました。マッチするサンプルブレンドオイルのびんは、次のステップからは常に体に触れる状態にしてください。あなたの自律神経をオンにするサンプルブレンドオイルは、電気機器にとっての電池のようなものです。電池がないと電気機器は動きません。アロマオイル（電池）を体（電気機器）に常に触れさせておくことで、あなたの自律神経は正常に働くのです。そして、正常になった自律神経を使って、次はあなたの体内に溜まったストレス源が何か、どこに潜んでいるかを探る段階へと進みます。

4 臓器のストレス源の特定とアロマの選定

1 ストレス源が潜む臓器の特定

ここからいよいよ本題に突入します。あなたの体を不調にしているストレス源がどこの臓器に潜んでいるかを調べていくという、最も重要なステップに進んでいきます。ストレス源は体内のどのような箇所にでも潜んでいると理解してもいいでしょう。これから、あなたの不調の原因となっているストレス源が潜んでいる臓器を特定し、長期間かけて蓄積されてきたものを除去していきます。

ここで、「臓器のストレス源の特定」から「修復に役立つブレンドオイルの作成」まで、どのような手順で進めるのかを簡単にまとめます。以下です。

〈へそには手を当てない状態で行うテスト（3章の4）で選んだ、使用できる筋肉を使います〉

チェックする臓器の19カ所を一つずつ触って筋肉反射テストする

↓

弱くなった箇所を記録する

複数の臓器が弱くなったらプライオリティーの臓器を選ぶ

↓

テストキットでストレス源を探す

↓

ストレス源を除去するサンプルブレンドオイルを選ぶ

↓

特定の臓器の修復に役立つアロマオイルを臓器ファンクションアロマオイルリストから選ぶ

↓

ブレンドを作る

筋肉反射テストで機能をチェックする臓器と触れる場所

①脳、頭頂部、額
②副鼻腔
③甲状腺
④肺
⑤心臓
⑥脾臓
⑦胃
⑧胆のう
⑨肝臓
⑩膵臓
⑪大腸
⑫小腸
⑬卵巣
⑭膀胱（男性）・子宮（女性）
⑮前立腺（男性）・膀胱（女性）
⑯腎臓
⑰副腎

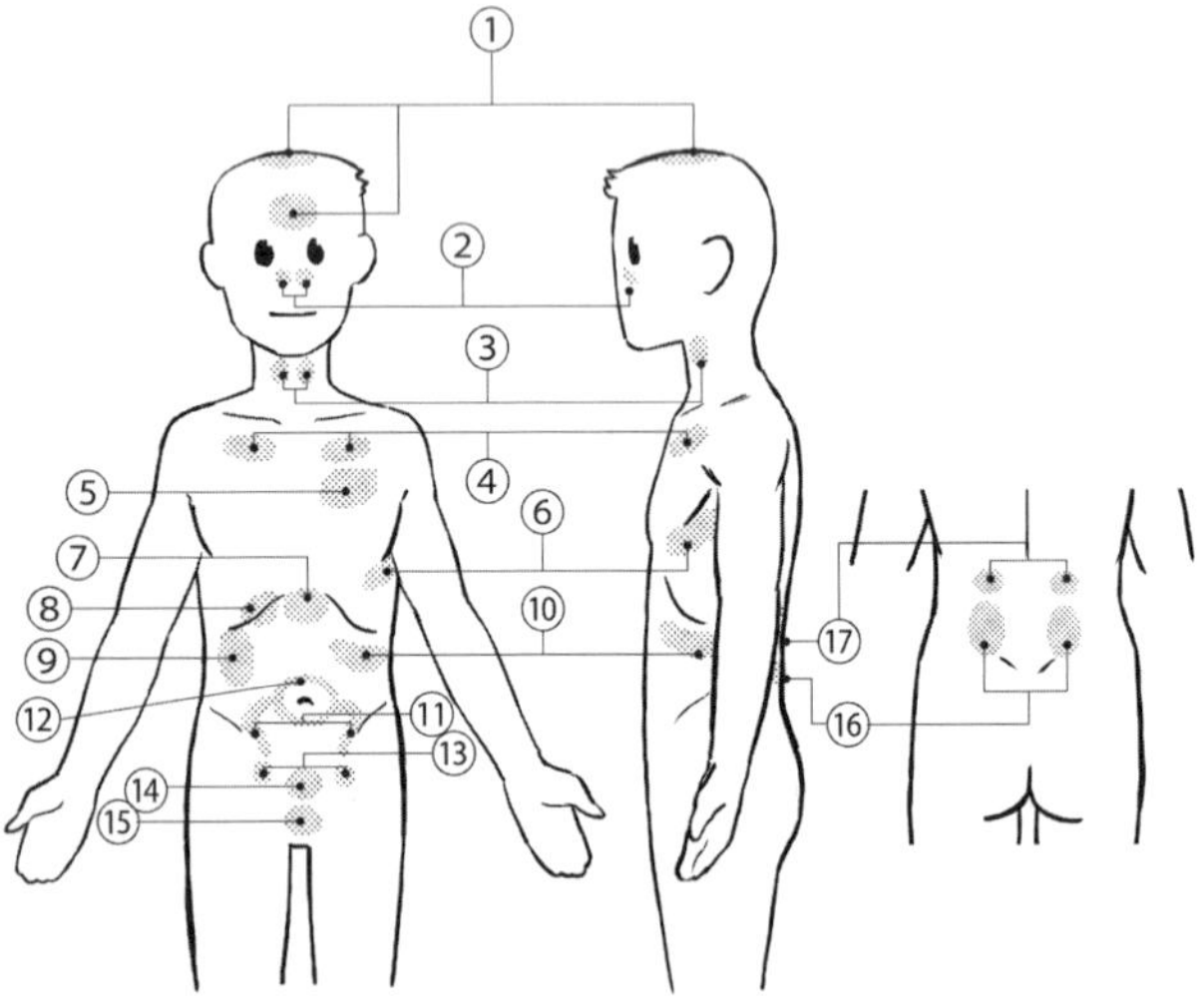

各部位を触れるときは手のひらを使わずに指先だけを使って軽く触れるようにしましょう。

まず、体の中で筋肉が強い箇所（テスター）を特定します。これは3章の4の筋肉反射テストで判明しているはずです。そして、右図にに示した臓器がある箇所の皮膚、1カ所ずつに手を当てながら、筋肉反射テストを行います。すでに自律神経のスイッチはオンになっているので、ここからはおへそに手を当てません。テストをする側のAは受ける側のBに対して、「ここですか？」と相手の体に質問するようにしてテストを行っていきます。

脳、頭頂部、額：1か所ずつ触れましょう。

副鼻腔：左右2か所あるので人差し指で右、親指で左というように、別々に触れるようにしてください。手のひらで全体的に触れないでください。

甲状腺：左右2か所あるので人差し指で右、親指で左というように別々に触れるようにしてください。手のひらで全体的に触れないでください。

肺：片方ずつ触れてください。

小腸・大腸：小腸はおへその周りを触れますが、おへそをふさがないように指を立てて触れましょう。大腸は左右2か所離れているので別々に触れましょう。

膀胱：男性の場合は上部（女性の子宮の部位）と女性の場合は下部（男性の前立腺の部位）になりますので注意しましょう。

強いはずの筋肉が弱くなったら、その時に触っている皮膚の内側にある臓器にストレス源が潜んでいることが疑われます。ここで、複数の臓器が弱く反応を示すことがあります。いくつもの箇所が反応を示した際は、プライオリティー（優先順位）を確認します。

＊脳の中でも額部分にストレス源が潜んでいるケースでは、現在、複数のことについて同時に考え、脳が休まることがないためリラックスできていない状態です。他方、同じ脳でも頭のてっぺんにストレス源が潜んでいるのは、過去の思いや出来事、あの時に違う道を取っていればよかったなどといった後悔の念にとらわれていて前進できていない状態を指します。

2 ストレス源が潜む臓器のプライオリティー

筋肉反射テストで、ストレス源が潜む臓器が数カ所、判明することがあります。先ほど、ストレス源の優先順位を調べたように、次はどこを優先的に治療すべきなのかを指を使って探します。

まず中指の爪を親指の第一関節に当てます（70ページの写真参照）。この指の位置を維持したまま、ストレスがかかっていると判明した箇所をもう1度チェックします。筋肉反射テストの結果が一番弱かった部位が、治療の優先順位が高い部位になります。優先順位の高い部位から順番にストレス源の除去と修復を行うことで、その他の弱い箇所も改善に向かっていく事例が多く見られます。

3 臓器に潜むストレス源の確認

ストレス源が潜んでいる臓器に、何のストレス源がかかっているのかを、ここで再びテストキットを使用して探していきます。ここでは、自律神経を壊していたストレス源をテストする必要はありません。例えば、自律神経を整えるためのストレス源の瓶が食物だったとしたら、その瓶をテストで使う必要はありません。なぜならもう体に食物は負担をかけていることは承知と見なすからです。

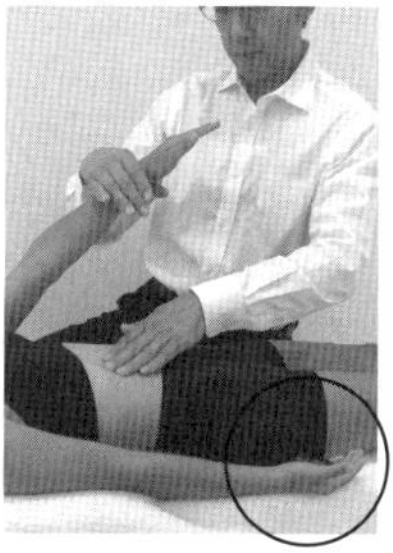
サンプルブレンドオイルを手にのせています

ここからは自律神経を壊していたストレス源の確認を行った時と同様にテストを進めます。ここでは、自律神経を壊していたストレス源とマッチするサンプルブレンドオイルを体に付けてテストをします。前述したように、サンプルブレンドオイルは自律神経のスイッチをオンにする電池の役割です。

例えば、甲状腺に手を当てた時に筋肉が抵抗できずに弱くなったとします。甲状腺にどのストレス源が負担をかけているかを探す際、今度はストレス源（テストキット）の瓶を持った時に筋肉が強くなる（筋肉が抵抗できる）反応がストレス源の原因であると見なします。

甲状腺に手を当てた際に、筋肉反応が弱かったと仮定します。そしてストレス源が重金属と出た場合、筋肉が弱い反応から強い反応に変化します。次に重金属のテストキットを戻し、サンプルブレンドオイルの5番のボトル（重金属、化学物質用）を当てて、筋肉反応が強いかを再度確認します。

重金属のサンプルブレンドオイルのボトルは、甲状腺にストレスを与えていた原因が重金属だと確認するためのものです。この5番のボトルをテストされている人の体に当てたまま（ポケットなどに入れてください）、次のステップに進みます。

4 臓器ファンクションアロマオイルリスト

ここまでで、どこにどんなストレス源が潜んでいたのかを突き止めることができました。次は修復に使うブレンドオイルに加えるため、さらにあなたに合ったアロマオイルを選ぶ段階に入ります。P83～P85の臓器ファンクションアロマオイルリストは、ストレス源が潜む臓器別に、修復に効果が見込めるアロマオイルを分けたリストです。人によってアロマオイルに対する手応えは変わってきますので、筋肉テストであなたに合うオイルを2種類から多くても5種類ほど選出します。

それでは、臓器ファンクションアロマオイルリストを参考に、ストレス源が潜んでいる臓器のアロマオイルをリストから選び、そのアロマオイルを一つひとつ筋肉反射テストでチェックしていきましょう。そして反応が強く出るものを選びます。これらのオイルは各自調達してください。

例えば、甲状腺を修復する場合、マージョラム、ミルラ、レモンバーベナのどれが自分に一番合っているかをまず筋肉反射テストで調べます。瓶を持ったまま、片手を甲状腺に当てて筋肉テストを行います。おへそに蓋はしないでください。筋肉が強い時のオイルが合っているオイルということになります。マージョラムとミルラが強く筋肉反応し、レモンバーベナが弱い場合、最初の二つを選ぶことで甲状腺の修復に役立つ効果をもたらします。尚、このリストはあくまでも基本的なアロマオイルのリストですので、人それぞれで最も効果的な組み合わせというものは異なります。

臓器ファンクションアロマオイルリスト

脳、頭頂部、額：レモングラス、ローズマリー、レモン、ペパーミント、カルダモン
副鼻腔：ペパーミント、ティーツリー、オレガノ、ローズウッド、クローブ、ユーカ

リ・グロブルス、ラベンダー、ローズマリー

甲状腺：マージョラム、ミルラ、レモンバーベナ

肺：サンダルウッド、シダーウッド、ミルラ、フランキンセンス、ユーカリ・グロブルス、ペパーミント

心臓：イランイラン、ペパーミント、グレープフルーツ、ラベンダー、マージョラム、サイプレス、メリッサ、ローズマリー、サンダルウッド、ローズ、ネロリ、ジュニパー、ゼラニウム

脾臓：ジャーマンカモミール、ヤロウ、グレープフルーツ、ローズ、サイプレス、サンダルウッド、ジュニパー、ゼラニウム

胃：オレンジ、ブラックペッパー、ローマンカモミール、ラベンダー、コリアンダー、カルダモン、クラリセージ、フェンネル、パチュリー、ペパーミント、ベルガモット、ミルラ、メリッサ

胆のう：ローマンカモミール、グレープフルーツ、オレンジ、ライム、レモン、レモングラス

肝臓：ジャーマンカモミール、ペパーミント、ローマンカモミール、ヤロウ、カルダモン、ローズ、ラベンダー、グレープフルーツ、レモン、サイプレス、ローズマリー、ゼラニウム

膵臓：ベンゾイン、レモン、ゼラニウム、ユーカリ・グロブルス、レモンバーベナ

腸：ブラックペッパー、ミルラ、ベンゾイン、ペパーミント、ジンジャー、レモングラス、フェンネル

卵巣：サイプレス、ヤロウ、クラリセージ、フェンネル

膀胱：ジャーマンカモミール、ベルガモット、サイプレス、サンダルウッド、シダーウッド、ジュニパー、フランキンセンス

子宮：イランイラン、ヤロウ、ローマンカモミール、ベルガモット、クラリセージ、ローズ、ミルラ、サンダルウッド、メリッサ、ジャスミン、ゼラニウム、フランキンセンス

前立腺：レモングラス、クラリセージ、イランイラン、サンダルウッド、ジャスミン、ジュニパー

腎臓：キャロットシード、ジュニパー、バジル、ペパーミント、レモン、ローズマリー

副腎：カルダモン、ジュニパー、ゼラニウム、ブラックペッパー、バジル

5 選出したオイルの確認とブレンド

次にオイルが修復に使える正しいものかどうかを、念のために確認します。この章の1、ストレスが潜む臓器の特定の段階で、2カ所以上反応があった場合、プライオリティーテストで、優先順位の高い臓器に合った改善のためのアロマオイルを体に当てます。体に当てるのは、自律神経のストレス源除去のためのサンプルブレンドオイル、臓器ストレス源除去のサンプルブレンドオイル、臓器ファンクションアロマオイルリストからのアロマオイルのすべてです。

この時点で優先順位の一番の臓器に対してのアロマオイルを体に当てたまま、先ほどの筋肉テストで弱く反応した臓器も再度チェックし、強い反応を示せば、今回、甲状腺のストレス源と機能低下が原因で、他の臓器にも負担をかけていたということが判明します。甲状腺に対してのストレスの除去と修復用に取り入れたアロマオイルが甲状腺の負担を取り除き、他の臓器の修復にも応用できたということになるのです。

もし、まだ他の臓器が筋肉反射テストで弱い反応を示しているようなら、臓器ファンクションアロマオイルリストからアロマオイルを選び、筋肉テストで抵抗できるオイルを選んでください。

3カ所以上の臓器に反応が出た場合の注意点です。優先順位の高い臓器から修復し、2カ所の臓器を整えてもさらに3カ所目が反応を示す場合、それ以上、先には進まないでください。体はいくつものストレス源から長期にわたってダメージを受け続けているはずです。優先順位の高い2カ所の臓器に集中することが重要です。そうしなければ反対に体が混乱してしまいます。

まず、一定期間は2カ所の臓器からダメージを除去することに集中してください。その後、改めて筋肉反射テストを行い、修復箇所の回復を確認してから先に進むようにしてください。

この技術を習得し、理解力と筋肉反射テストのスキルを上げることで、他の資料などから学んだオイルも筋肉反射テストを使って必要かどうかを判断できるようになります。何度も繰り返しますが、「体に合ったオイルはどれですか」と、甲状腺などの部位に対して聞くようにして探すことが大事なポイントになります。

上記の手順で、確認したアロマオイルを修復のためにブレンドします。臓器ファンクションアロマオイルリストから選出したオイル（2種類〜5種類）、自律神経を修復するサンプルブレンドオイル、ストレス修復のサンプルブレンドオイルを1滴ずつ合わせてください。

出来上がったブレンドオイルはホホバオイルなどのキャリアオイルに5％から10％の割合で混ぜて使用します。大量に作っても体調は日々変わるので、くれぐれも少量ずつ作るのがコツです。詳しい実践法については6章でご説明します。

6 修復の期間は？

修復は一朝一夕にはできません。そこまでの不具合を生じさせるまでには長い時間がかかっているのです。根本的な原因を取り去り、回復するにも長い時間が必要です。シックス・パックになりたいからと、今日、フィットネスジムに行けば、すぐに腹筋が割れるわけではありません。

修復とは、いわば体調の改善だと理解してください。すぐに治ったように感じても、また元に戻ってしまうのは体調が改善されていないからです。私の願いは、自然治癒力を高めることで、治療を頻繁に必要としないような体になってほしいということです。実際に、私のキネシオリリースセラピーで体調だけでなく体質改善にも成功し、クリニックに通う必要がなくなった元患者さんは大勢います。それが私の喜びなのです。

本来、人間には自然治癒力が備わっています。エネルギーが綺麗に流れ、自律神経が正常に機能していれば、自然治癒力も健全な状態です。私の仕事の究極の目標は、患者さんの自然治癒力を高めることだと認識しています。ですから筋肉テストを自分でできるようになれば、自分の神経が正常かどうか、治癒力が低下していないかどうか、いつでもどこでもチェックできるのです。

さて、いよいよ次の章からは、ストレス源によって不調をもたらされた部位の修復に用いるアロマについて、妻のメグミからご説明します。5章ではアロマセラピーのスペシャリストになるまでの経緯と体験談、6章では詳しい実践法をご紹介していきます。

5 私とアロマセラピー

1 自然療法への共感

この章と次の章では夫のロバートに代わり、私、メグミがアロマセラピーの経験、続いて実践する際の注意点についてお話しします。アロマセラピーの歴史は古く、紀元前5000年以上まで遡りますが、アロマセラピーという言葉は1930年代にフランスで生まれ、その後イギリスで発展しました。日本でも今や非常にポピュラーな存在なので、私たちが提唱している、不調に働きかけるファンクショナルセラピーにアロマを用いる方法は、きっと日本の皆さんにもスムーズに取り入れていただけるものと信じています。

ここで私がなぜ、アロマセラピーに関心を持つようになったかについてお話ししたいと思います。夫のロバートはカイロプラクティックのドクターであり、自然治癒力を高めることに重きを置いた自然療法の実践者でもあります。私はロバートのパートナーとして過ごす間に、より自然なものを取り入れて、自然な方法で、自然治癒力を高めるという彼の考え方に共感するようになりました。でも、いくら頭で共感しても、実際に自然療法の素晴らしさを経験しなければ、ここまでアロマに没頭することはなかったでしょう。

アロマに触れた最初のきっかけは本でした。3人の子どもたちの育児に追われていた私は、忙しく過ごしながらも、何かの資格を取得したいと思っていました。それで、子どもたちが幼稚園や学校に行っている間に、自然由来のアロマの勉強を始めたのです。そして、アメリカではNAHA認定校、日本ではアロマコーディネーター協会認定の通信教育でアロマセラピーのコースを履修し、アロマセラピストとしての日米両国の修了証を手にしたのです。ちなみに広いアメリカでは、ウェビナー（ウェブでのセミナー）という手段で勉強会がよく開催されます。セミナー会場まで行かなくていいし、自宅で最新情報を入手できるので便利です。さて、アロマセラピストの資格を手にした私が、本当にアロマの威力に触れたのはその後でした。

2 子どもの蜂刺され、赤ちゃんの日焼け

今から7年ほど前、当時5歳の娘と13歳の息子を連れて、日本からカリフォルニアに遊びに来ていた妹と姪、そして母と一緒に近所の公園に遊びに行った時のこと。少しだけ目を離した隙に、7歳の娘が蜂の大群に襲われてしまったのです。まるでアニメで見るような蜂の大群が娘を取り囲み、彼女は大泣き。なんとか息子が娘を救出しましたが、全身、蜂に刺された本人だけでなく、その姿を目の当たりにした私もパニック状態に陥りました。そうしている間にも彼女の体の各所がみるみるうちに腫れて来ました。「この子は死んでしまうかもしれない」と

まで思いました。すぐにロバートに電話すると「アロマ、勉強したんだから、今、それを使うべきだ」と言われました。そうだ、私にはアロマセラピーがあった、と我に返り、自宅に戻り次第、腫れた箇所にラベンダーのアロマオイルを塗りました。その瞬間、彼女の赤く腫れあがっていた肌が肌色に戻ったのです。余談ながら、その光景を間近で見ていた妹は、その出来事をきっかけにアロマセラピーの勉強を始めました。

実はその前年にも、妹が1歳だった姪を連れて遊びに来た時にアロマで救われたことがありました。一緒にシーワールドという屋外遊園地に行き、ショーを見ている間、妹の背中におんぶされていた姪が日傘の陰になっていなくて、赤ちゃんの柔らかくて白い肌が真っ赤に日焼けしてしまったんです。カリフォルニアの日差しは想像以上に強烈です。そこで、アロマオイルより刺激の少ないハイドロゾル（芳香蒸留水）を使用しました。ここではジャーマンカモミールのハイドロゾルをスプレーして日焼けの熱を冷まし、希釈したラベンダーオイルを塗りました。するとどうでしょう、赤かった肌がわずかの時間で元に戻ったのです。女の子なのに日焼けの跡が残ったらどうしようとパニックになっていた妹も、安心したようです。そのような出来事が連続で起こり、妹はアロマセラピーに引き寄せられたというわけです。

3 火傷への即効性

日焼けは火傷のような症状ですが、ロバートの酷い火傷もアロマで直したことがあります。家で料理をしていたロバートが、ある時、アクシデントで、熱い状態のフライパンを掌で受け止めてしまったのです。掌の広い範囲に火ぶくれができてしまいました。彼は毎日、患者さんの治療を行なっているので、手が使えなければ仕事ができません。そばにいた私はすぐにラベンダーの原液を彼の掌の火ぶくれの部分に塗りました。さすがに刺激を感じて痛い、痛いと訴えましたが、火傷の対処を優先するしかありません。さらに氷で冷やしました。するとどうでしょう。翌日、火ぶくれはすっかり引いていたのです。火傷の跡も何も残っていません。ロバート本人も前日のアクシデントを忘れてしまい、シャワーを浴びたところ、掌が焼けるように熱い、と言うのです。なぜだろう、と言うので、そうだ、昨日の火傷だとやっと思い出したほどです。それほど綺麗に治っていたのです。

さらに1週間後、ロバートの掌の表面の薄皮が剥がれ落ちて来ました。まるで日焼け跡に肌の皮が剥けるのに似ていました。もしかして、掌が水虫になったのかも、とロバートも私も焦りましたが、ここで再度、冷静に考えてみると、それは1週間前の火傷が原因だと思い至りました。しかし、シャワーを浴びて痛く感じたり、薄皮が剥がれたりしたことで初めて火傷を思い出すほど、アロマオイルが効果を発揮していたのです。

4 医者いらず、薬いらず

ロバートの経営するクリニックのスタッフも、手の肌荒れをアロマオイルで治しました。もともと手の表面が、カビが生えたようにザラザラになっていた彼女ですが、ある時、知り合いからもらったアロマのブレンドオイルを塗ったところ、治るどころか刺激が強すぎたのか、腫れ上がってしまいました。

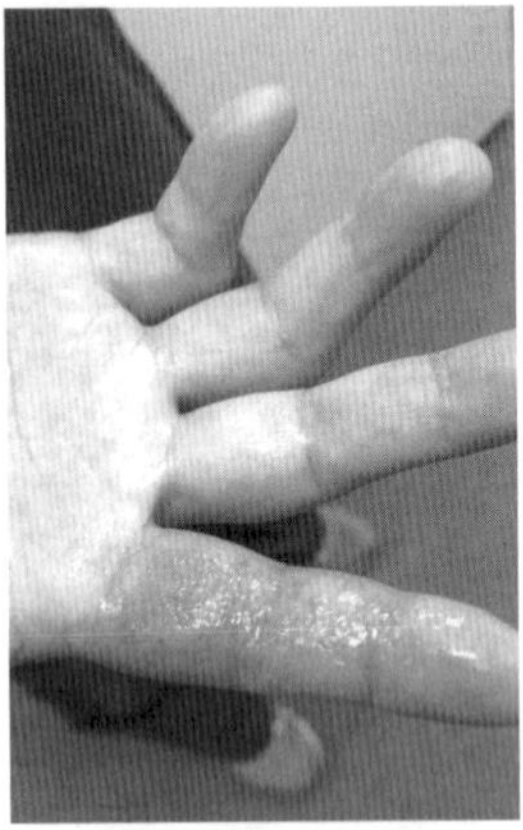
火傷のように腫れ上がったスタッフの手

まるで火傷のような症状になったとＳＯＳを求められた私は、オイルだけでは効かないはずだと、ホホバオイルを混ぜ込んだ蜂蜜のワックスを作りました。それを半年以上かけて毎日塗り続けた結果、火傷のような症状はもちろん、以前の肌荒れの症状も跡形もなく消えました。

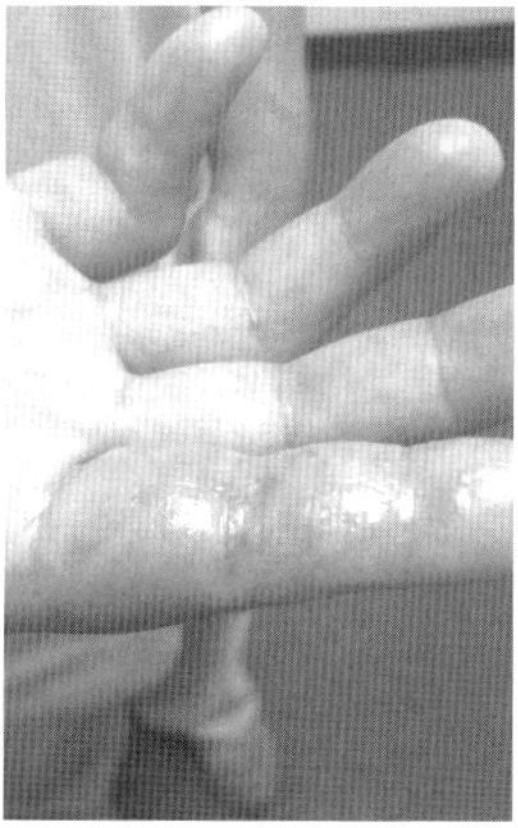
その後の経過

このように、アロマの効果を実感した事例は数え切れないほどたくさんあります。

そして忘れてはいけないのは、ロバートが経営するクリニックの待合室や治療室に置かれているアロマのディフューザーの存在。毎日、様々な不調を訴える患者さんがクリニックを訪れます。免疫力を上げていないと、受付のスタッフはもちろん、ロバート自身も風邪をうつされてしまいます。しかし、スタッフも彼自身も高い免疫力を維持できているのは、日頃のセルフケア以外にも、アロマの力で外界から来る不調の原因となるものをシャットアウトしているのではないかと信じています。

こうして、子どもたちをはじめ、ロバートや私自身、さらにスタッフもアロマセラピーを日々、実践することで、医者いらず、薬いらずの毎日を過ごしています。

もちろん、医者に行ったり、処方された薬を服用したりする必要があるケースもあるでしょうし、医者や薬を否定するわけでは決してありません。ただ、私たちは、アロマを正しく学び実践することで、医者と薬とは無縁の生活を幸運にも送れているのだと感謝しています。では、次にアロマセラピーの実践法に移ります。

アロマコラム

アロマで風邪予防

季節の変わり目には風邪を引きがち。でも、普段からアロマで予防をしておくと、外から菌をもらわないだけでなく、たとえ風邪を引いてしまっても治りが早いので体が楽です。

お勧めしたいのが、レモンとティーツリーの精油です。水、または緑茶２００ミリリットル、レモン精油２滴、ティーツリー精油１滴をよく混ぜたものは、うがい用のマウスウォッシュになります。

ディフューザーを使った空気洗浄には、ディフューザーの機種にもよりますが、精油を3から4滴入れます。

また、マッサージオイルに混ぜて足をマッサージすれば、冷え性やむくみの改善になるほか、免疫強化の作用もあります。ぜひ試してみてください。

鼻のアレルギー防止に

春先にはアレルギーの症状が出る方も多いのではないでしょうか？鼻水が止まらないという方には次のアロマレシピをお勧めします。

10ミリリットルのホホバオイルに、ペパーミント、ティーツリー、ユーカリラジアータを１滴ずつ混ぜて、鼻の周りに塗ってください。鼻粘膜の腫れを鎮め、空気の通りをよくしてくれます。

アロマで筋肉痛緩和

筋肉痛や関節炎への効果が期待されるアロマブレンドをご紹介します。

ホホバオイル30ミリリットル、レモングラスまたはレモンユーカリ10滴、ウィンターグリーン、ローレル各５滴を混ぜて、軽くマッサージしながら患部に塗ってください。もし、熱を持っているようならペパーミントもブレンドしてみましょう。

頭痛緩和アロマ

ストレスや緊張からくる、肩こりや頭痛に効果が期待されるアロマレシピをご紹介します。

ホホバオイル10ミリリットル、ラベンダー５滴、ペパーミント３滴を混ぜて、首の後ろ、肩に塗布し、温めます。激しい痛みがある場合は、ウィンターグリーンもブレンドしてください。

6 アロマセラピーの実践法と注意点 ～ストレス源の修復～

1 ブレンドオイルの使用法〈体に塗布する〉

前章では私と私の家族が実際に経験したアロマセラピーの威力に関するエピソードをご紹介しました。さて、いよいよ実践編です。

最初に、4章で作成したブレンドオイルの具体的な使用法について説明していきます。ここでおさらいです。ブレンドオイルは次の3種類を1滴ずつブレンドしたものです。

① 自律神経を修復するサンプルブレンドオイル
② 臓器のストレス源除去のサンプルブレンドオイル
③ 臓器ファンクションアロマオイルから選出したアロマオイル（2〜5種類）

作成したブレンドオイルの成分を体内に取り込むことで、症状の改善を促します。私が一番お勧めしたいのは、体に塗布する方法です。そこで、マッサージオイルにブレンドオイルを使用する方法をご紹介したいと思います。尚、普段からアロマオイルを使用している方は、ご自身の使用可能濃度をご存知だと思うので自己判断で使用してください。

さて、体に直接塗布することに抵抗のない方は、4章で作成したブレンドオイルをキャリアオイルで、5％から10％の割合で希釈し、マッサージオイルを作ってください。キャリアオイルについてはこの章の4、「良いキャリアオイルの条件」で後述します。

その際、何らかのアレルギーのある方、初めての方、肌の弱い方は、この章の2のアレルギーテストの手順にしたがってアレルギーテストをして、希釈率1％から始めてください。そして、後述している精油に関する注意事項をしっかり理解してから使用するようにしてください。

塗布する体の部位は足、腕、手などから始めるのが良いでしょう。軽くマッサージしながら塗布し、リラックスしましょう。

2 アレルギーテストの手順

香水アレルギーの方や、そばなど特定の植物などへのアレルギーがある方、さらに肌が敏感な方など、精油の扱いに注意が必要な方に事前に行っていただきたいのがアレルギーテストです。

キャリアオイルに対して、試したい精油を10％の割合で希釈したものを作り混ぜます。それを腕の内側や手首の内側など、柔らかい部位に塗って1時間ほど様子を見ます。発疹が出たり、赤い炎症を起こしたりした場合には、その精油の使用は控えてください。赤くなった箇所はキャリアオイルで拭き取ります。この際、水は使用しないでください。2、3日経っても湿疹や炎症が引かない場合は医師の診断を受けてください。

また、キャリアオイル自体にアレルギーを持つ方もいます。キャリアオイルのアレルギーテストは原液のままで、柔らかい部位に塗布して様子を見ます。アレルギーテストで試した肌に何の変化もなかった場合は使用しても問題ありません。

3 ブレンドオイルの使用法〈体への塗布に抵抗がある場合〉

体にオイルを塗ることに抵抗のある方はディフューザー、コーヒーカップでの吸入、洗面器での吸入（詳しくはこの章の6、「アロマセラピーの実践方法のアイデア」をご覧ください）を試してみましょう。これらの方法を実践する場合はキャリアオイルで希釈する必要はありません。ブレンドオイルをそのまま使用できます。

これらの使用方法で毎日1回から2回実践し、作成したブレンドオイルは1週間以内に使い切りましょう。

＊症状の改善を感じた場合、再度3章での筋肉テストを行い新しいブレンドオイルを作成して

使用しましょう。

＊症状の改善を感じられない場合は同じブレンドオイルを作成してもう1週間使用してみましょう。4週間続けて使用しても症状の改善を感じられない場合、3章での筋肉テストを行い、新しいブレンドオイルを作成して使用しましょう。

4 良いキャリアオイルの条件

ブレンドオイルを使用する際、キャリアオイルが必要と前述しましたが、ここでキャリアオイルについての詳細な説明をします。そして、ファンクショナルセラピーを実践するためにアロマの基礎と注意点についてお話します。

アロマの経験者はこれまでの知識も合わせた上で、この章を参考にしてください。また、初心者の方は、この本だけでなく、他にも多数あるアロマセラピーの書籍を読んでいただき、いいところを取捨選択して実践されることをお勧めします。私とロバートが目指しているのは、私たちのやり方を押し付けることではなく、皆さんがそれぞれに合った方法を、この本を手がかりにして見出していただくということだからです。そのことを踏まえた上でこの章を参考にしていただければと思います。

まずは希釈に使うキャリアオイルについてご説明します。精油（エッセンシャルオイル）は薬理作用の高い植物の成分を凝縮したものなので、刺激が強く、ラベンダーとティツリーなどの一部の種類の精油を除いては、直接肌につけることはあまり推奨されていません。精油を使用する際には、多くの場合、キャリアオイルで希釈します。「キャリア」とは英語で「運ぶ」という意味です。このことからわかるように、精油を体に運ぶ働きを持つ油なのです。植物油であるキャリアオイルは精油が溶け合いやすく、精油を皮膚の中にまでしっかりと浸透させることができます。キャリアオイルに溶け込んだ精油は、皮膚に塗られることで毛穴などから体内に入ります。そして、血管を通じて体内を循環しながら、それぞれの作用を発揮するのです。そして、最後は尿や汗などと一緒に排出されます。

アロマセラピーに使用できる良いキャリアオイルの条件は次の通りです。市販のベビーオイルなどの鉱物油ではなく、植物油であること。そして、オーガニックで新鮮なオイルを使用しましょう。活性があり、栄養価が高いこと。そして、オイルの価格には幅がありますが、高価なオイルを使用する必要はありません。

キャリアオイルのアレルギーテストの方法はP104で記述しました。ナッツ類にアレルギーを持つ方はアーモンド系などのキャリアオイルは使用できません。キャリアオイルの種類と特徴については、巻末の「キャリアオイル事典」で紹介しています。

私が特にキャリアオイルとして推奨しているのは、ホホバオイルです。ホホバオイルは人間の皮脂の構造に近く、酸化しにくいという特徴があります。長期間の保存が効かないものが多い中、酸化が進むのが遅いという点はメリットです。また、キャリアオイルを保管する際は、直射日光が当たる場所や湿度の高い場所は避けてください。ボトルのキャップは密閉してください。

5 精油に関する注意事項

さて、アロマオイルは自然由来のものなので安全、安心なものだと思いがちです。しかし、前述のように、そのもとになっている精油（エッセンシャルオイル）は原料を凝縮したものなので、使用量や使用法を守っていただくことが重要です。通常は精油を希釈して使用します。最初に精油を扱う際の注意事項をご紹介します。

精油は原液のまま肌につけないでください。肌に塗布する場合は、必ずキャリアオイルで希釈します。割合は、基本的に1％から3％。1％は10㎖のキャリアオイルに対して2滴（1滴は約0．05㎖）になります。子どもや年配の方、不調を感じている方は、希釈時の製油割合を低くしてください。

1歳以下の子どもには精油は使用しないでください。また、子どもの手の届く所に精油を置かないように。万が一、直接飲んだ場合、量によっては最悪のケースで死に至ることもあります。尚、ここで言う子どもとは5歳から12歳、年配とは65歳以上をさします。ただし、同じ年齢でも体のサイズや健康状態には個人差がありますので、あくまで目安として参考にしてください。

気をつけていただきたいのは、てんかんの持病をお持ちの方は精油を使用してはいけないということです。特にカンファー、フェンネル、ヒソップ、ローズマリー、ラバンディン、セージ、スパイクラベンダー、サジャなどの精油には神経毒性があるケトン類が含有されているので、てんかん患者の方の使用はご法度です。

また、高血圧の方にも刺激が強すぎる精油があります。カンファー、ヒソップ、ローズマリー、スパイクラベンダー、ユーカリグロブルスなどです。

香水アレルギーがある方、特定の植物に対してアレルギーを持っている方も注意が必要です。

この章の2の「アレルギーテストの手順」を参考にしてください。
動物の皮膚や毛に精油を塗布するのは厳禁です。人間とは異なる反応が出る場合があるので精油の使用は控えたほうが安全です。

妊娠中、授乳中の方も精油の使用には注意が必要です。妊娠初期は精油の使用は避けてください。使用中の早産、切迫流産などの危険性もないとは言えないからです。精油を使用するのは16週以降をお勧めします。また、主治医のドクターにご自分が使用されたい精油を見せて確認するようにしてください。精油を使用した際にはお腹の張りに変化や違和感がないかどうか、必ずチェックしましょう。

皮膚に塗布してからすぐに日光に当たると、シミを作る原因になる、光毒性のあるアロマオイルがあります。ベルガモット、クミン、アンジェリカルート、レモンバーベナ、レモン、グレープフルーツ、ビターオレンジなどです。これらの精油を使用した後は、12時間は日光を避けるように過ごしてください。
また、耳、目、口、鼻などの粘膜に精油を使用しないようにしましょう。刺激が強く働きすぎるためです。万が一、それらに精油が入った場合はキャリアオイルで拭き取り、刺激が治らない場合は医師に相談してください。

6 アロマセラピーの実践方法のアイデア

この章の最初で私が一番推奨しているマッサージオイルとしての使用法をご紹介しましたが、ここではそれ以外の実践法のアイデアをご紹介します。

ディフューザー：香りの拡散にはディフューザー、アロマポット、アロマライトなどいくつかの方法があります。私は中でもディフューザーをお薦めします。火で炊く他の方法とは違って、温度が変わらないためアロマの品質も変わりません。器具を購入すれば比較的簡単に実践できること、部屋中に拡散することができるので、香りも周囲に広がり、空気の浄化だけでなくリラックス効果も期待できます。

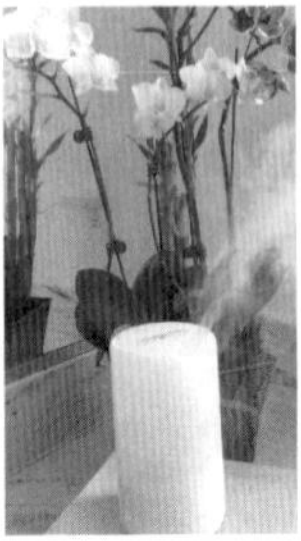

コーヒーカップでの吸入：私が最も気軽に行う方法の一つ。コーヒーカップにお湯を注ぎ、精油を1滴垂らします。そのコーヒーカップから湯気が出ている数分間、カップに顔を近づけてアロマを吸入します。

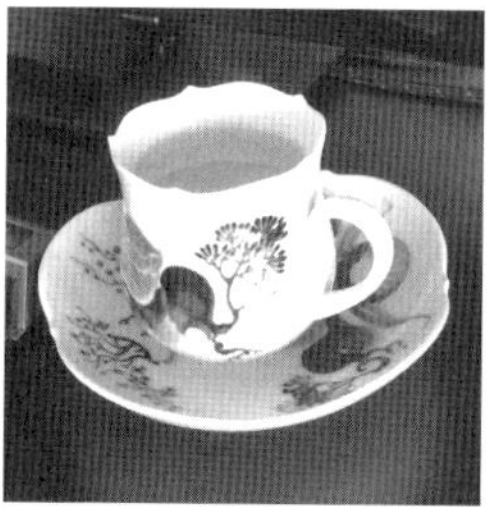

洗面器での吸入：洗面器やボウルにお湯を入れて精油を2滴垂らします。頭からバスタオルをかぶり、顔をお湯の表面に近づけて数分間、アロマを吸い込みます。その時、粘膜に刺激を与えないように、目は必ず閉じてください。

アロマバス：キャリアオイル、天然塩、蜂蜜に精油を最大5滴程度混ぜて、湯を張った浴槽に入れます。私の場合は、キャリアオイルの代わりに、綺麗に精油と混ざり合うジンやウォッカなどのアルコールを使うことが多いです。割合はアルコール30ミリリットルに対して精油3滴ほど。アルコールにアレルギーがない方には一度試していただきたいです。

手浴と足浴：洗面器やバケツに湯を張り、精油を2、3滴入れます。精油は水分と混ざらずに浮いてしまうため、何度もかき混ぜてください。

アロマクラフト：無色無臭のクリーム、ローションなどに精油を混ぜ込み、手、膝、かかとなどに塗ります。皮膚を通じて体に吸収され、それぞれの働きを発揮します。

アロマペンダント：精油をペンダント内のフィルターに染み込ませて首からさげるだけ。気軽に実践できる便利な方法です。

アロマサプリ：日米問わず最近よく見られるのが、アロマの成分を含んだサプリメントであるアロマサプリです。食用のアロマオイルを使用していますから安全ですし、症状によっては香りからよりも直接飲んだほうが効果が出やすいということで、サプリとして開発されたものです。ただし、服用する際は、使用上の注意をよく読んでください。

7 自分だけのアロマのレシピ

2章でお話ししたように、このファンクショナルセラピーはもともとサプリを使ったキネシオリリース・セラピーをベースに開発した療法です。当初はロバート自身もサプリが実際に効果を発揮するとは思っていませんでした。

しかし、毎月フロリダのセミナーに飛行機で通い（カリフォルニアからフロリダに移動するのは大陸の西の端から東の端への移動を意味します）、勉強を重ねて納得した上で、不調に悩む患者さんへの治療に用いたところ、期待のはるか上をいく効果が得られたのです。毎週、来院していた患者さんでも、隔週、月に1度と、さらに隔月と治療の頻度が下がっていきました。アメリカのアプリは商用で日本には持ち込めないので、そして、これをアロマで代用できないかとロバートに相談され、私はさらに研究を重ねました。

アロマはフランスでは非常に医療寄りの目的で活用されています。医師も治療に導入しているだけなく、アロマオイルをカプセルに入れて薬のように服用することもあります。ロバートは、サプリをアロマオイルに替えて、実際の患者さんに治療を行ったところ、サプリだけでなくアロマでも結果が次々と出るようになりました。そして、アロマは体質改善に使える、との確かな手応えを得て、こうしてアロマを使ったファンクショナルセラピーをみなさんにご紹介できるようになりました。

くれぐれも注意していただきたいのは、適切、かつ安全な方法でアロマセラピーを実践するということです。何事にもルールがあり、限度があります。自分の体に、筋肉テストを使って相談しながら、自律神経のスイッチの修復と体質の改善に取り組んでください。そのためには、何度もご説明してきた筋肉反射テストの方法を自分のものにすることが何より先決です。それが身につけば、次は今のあなたに必要な「自分だけのアロマのレシピ」が作れます。次の章では、ロバートや子どもたちと一緒に、私たち家族が健康的な毎日を過ごすために日々実践しているセルフケアについてご紹介させていただきます。

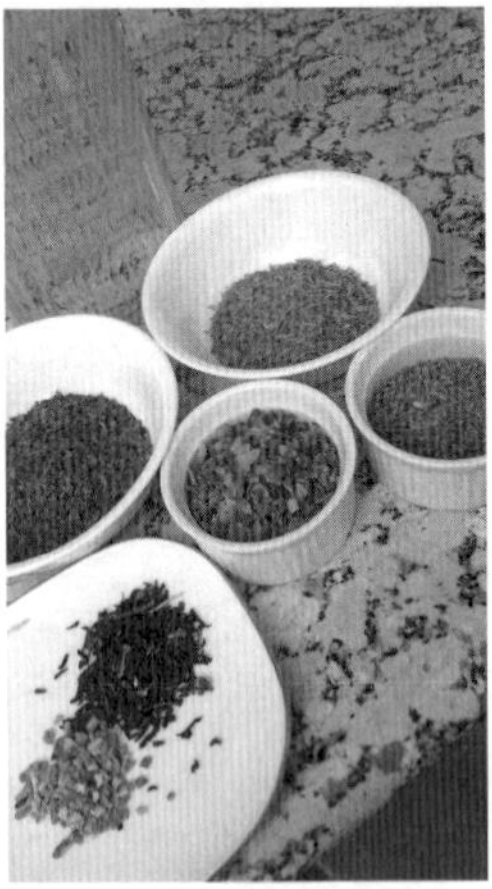
手づくりハーブブレンド

アロマコラム

どこでアロマオイル、キャリアオイル、ディフューザーを購入すれば良いか

私が愛用しているのはMUJI(無印良品)の超音波ディフューザーです。熱を加えず水を使い、空気中にアロマオイルの成分を拡散できる優秀な商品です。アロマオイルとキャリアオイルは私がプロデュースしているサイト、drrobertjo.comでご購入いただけます。

サイトはこちらから→

7 セルフケア

最後に自律神経のスイッチを壊すことなく、自然治癒力を高く保つためのセルフケア、つまり自己管理法について、私たち家族の経験も踏まえて、お話ししたいと思います。

ちなみに私は、自分でキネシオリリースセラピーやファンクショナルセラピーを開発、実践したこともあり、風邪や不調とは長らく無縁の生活を送っています。私自身が万全の体調でないと、患者さんの治療にも100%のコンディションで当たることができないという考えのもと、家族全員で健康維持に心がけています。

1 十分な水

まず、自律神経の調整は水を十分に摂取することから始まります。

人間の体は成人で約60から65%、老人では50から55%が水でできています。そのうちの3分の1が細胞外液で体内を循環するリンパ液や血液です。血液の半分以上は液体で、体の隅々まで酸素、ホルモン、栄養、電解質などを運ぶ働きだけでなく、老廃物や有害物質を体外に排出するという大切な働きもしています。その血液は腎臓を通過し、不要物を1日約1・2リットルの尿で排出します。よって水分の補給がないと、脱水症状に陥り、毒素の排出が低下し、頭痛、めまい、炎症、痙攣、難聴、目のかすみ、肥満などの症状の元になります。

さらに脱水状態は、自律神経のスイッチが壊れる原因になります。筋肉テストの結果、実際に多くの患者さんの脱水症状が判明します。不思議なことに、「1日に2、3リットルの水を飲む」と言う人でも脱水症状を起こしていることがあります。これは体内に毒素が溜まりすぎて、水分が吸収できなくなっているなどの原因が考えられます。

ミネラルウォーター、水素水、還元水など、あらゆる水が市場に出回っています。しかし、どの水もミネラル成分が不足しています。できれば電解質やミネラルを含んだ水が理想的です。手軽にできるのは、水の中にレモン汁を絞り、さらに天然の海塩をほんの少しだけ加えて飲むことです。私が暮らす南カリフォルニアでは1年中、レモンが収穫できます。自宅の庭にレモンの木があるお宅も珍しくないので簡単に実践できます。水は飲むだけでなく、体に吸収させることが重要です。レモンと海塩を加えることで水分が体に吸収されやすくなるのです。

2 オーガニックな食生活

次に食生活です。人間の体にダメージを与える食べ物は極力避けます。防腐剤などの添加物を含まない食品が理想的です。加工食品よりもオーガニックの野菜や果物、肉類を食生活の中心に置きましょう。

自然の食物から良い成分を体に取り入れることによって、体が求める栄養成分がそれぞれ必要な場所に行き渡り、免疫力を高めていきます。ただし、最近の野菜や果物には十分な栄養が含まれないものもあるので、サプリメントで栄養を補充するのも効果的です。

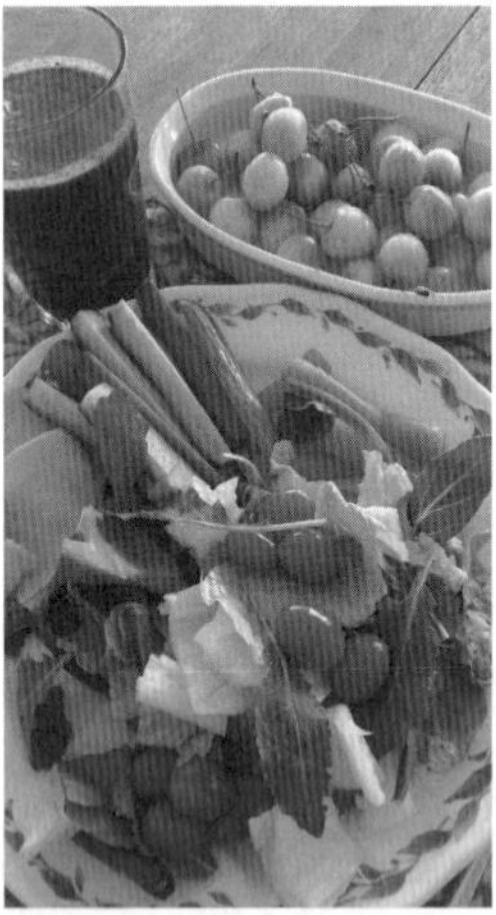
ある日の朝食

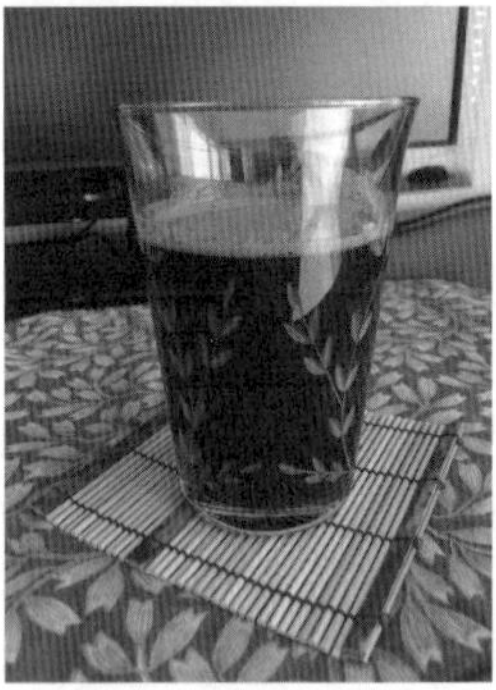
朝の野菜ジュース

私たち家族が食料を購入するのは、カリフォルニアではどこにでも店があるホールフーズやトレーダージョーズというスーパーマーケットです。時間がある時は直接、農家から新鮮な収穫物を購入できるファーマーズマーケットにも足を運びます。

中でもお気に入りのファームは、ロサンゼルスから北に車を2時間ほど走らせた場所にある日本人が経営するオーガニック農園です。ここの作物は通常のスーパーで売られている野菜と比べて数倍もの高値です。それでもサンタモニカのファーマーズマーケットで店を開くと開店前から並んでいる人々が一斉に購入するので、すぐに売り切れになってしまうほどの人気です。人気の秘密は野菜を見ればすぐにわかります。ほうれん草にしても、そのつや、はり、サイズが規格外なのです。この農園主に聞いた話で印象的だったのが、「オーガニック野菜には虫がつくと思うかもしれないが、虫がつくのはエネルギーのない野菜。エネルギーに溢れた本物のオーガニック野菜は虫を寄せ付けない」というものでした。やはり、野菜にもエネルギーが重要なのです。

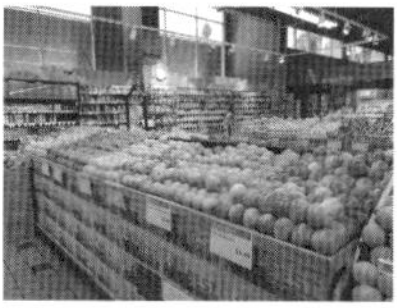

オーガニックフルーツ売り場

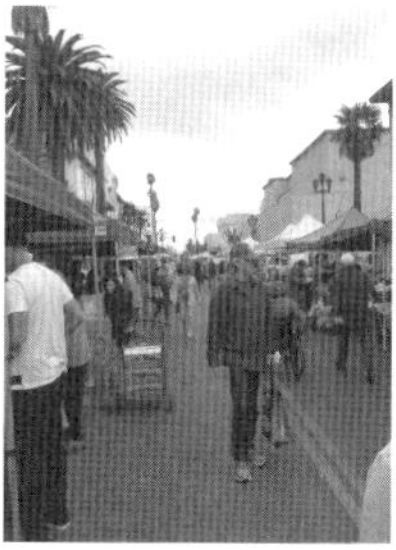

サンタモニカ朝市

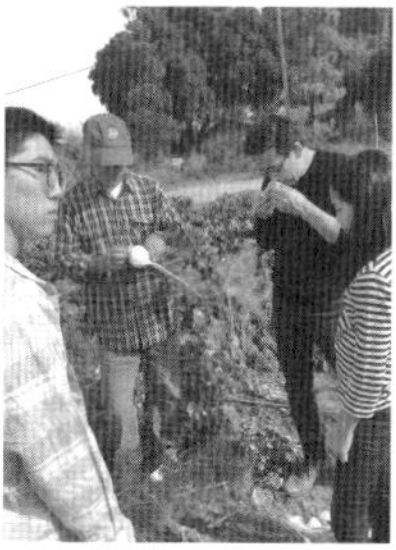

ファーム

3 遺伝子組み換え食品は避ける

食生活ということで、ここ数年話題になっている「遺伝子組み換え食品」についてお話ししたいと思います。
私のクリニックを訪れる患者さんは捻挫、ぎっくり腰など急性の怪我に限らず、不妊、不眠、頭痛、倦怠感など様々な症状を訴えます。どのような症状であっても、治療していく間、痛みや病気の原因を突き止めなくてはいけません。

様々な症状の大きな原因の一つに、年々増えつつある消化機能の低下があります。炭水化物、糖分、加工食品などの摂取が増えた結果、栄養がほとんどない、消化のできない食生活が原因で、現代人の体内には炎症が起きやすくなっています。

しかし、いくら食生活を見直してもコントロールできないこともあります。それは食料品そのものの汚染です。ある調査によると、遺伝子組み換えの食物が1999年以降急増、今では地球上の半分以上の農家が遺伝子組み換え作物の生産者になっているそうです。遺伝子組み換えの目的は、強力な殺虫剤を撒いても死なない作物を人工的に作るということでした。大腸菌、ペスト菌を利用し、細胞の中に必要なDNAを注入することで、独自のパテント化された強い種を作ったのです。

結果、消費者は人工的に作り上げられた植物を摂取することになり、栄養的な問題だけでなく、体が消化できないことが原因で病気にかかりやすい体質になってしまいました。さらには自然治癒力の低下を招き、今までになかった病気も増えてきています。

アメリカでは遺伝子組換え作物のことをGMO（Genetically modified organism）と呼び、メディアや関係機関などでも度々、その危険な理由が取り上げられてきました。例えば、インスティチュート・オブ・レスポンシブルテクノロジーという団体のウェブサイトには「GMOを避けるべき10の理由」について詳細に説明されています。

食品購入の際、できればオーガニック食品、非遺伝子組み換えの表示があるものを選ぶようにしましょう。アメリカの大豆製品、トウモロコシ、カノーラ油には遺伝子組み換えの材料が使われていると言われているため、特に注意が必要です。

免疫力を向上させるには、消化機能を酵素で強化させなくてはなりません。私たちの体には人工的なものを消化する機能がありません。私たち家族は、食材購入の際は非遺伝子組み換えの表示をチェックして、できるだけ自然由来の食物で生活していくことを心がけています。

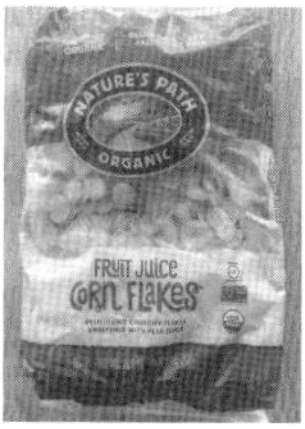

グルテンフリー食品

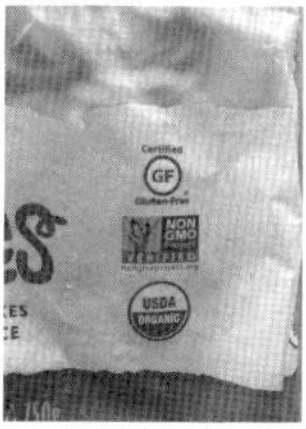

グルテンフリー、
非遺伝子組換え、
オーガニックのマーク

4 アレルギーとなる食品を把握する

食生活に関して、是非知っておいてほしいのが、アレルギーと体調の関係です。ここでは、アレルギーの中でも最近、問題になっているグルテンフリーを例に挙げて説明しましょう。アメリカでは、スーパーやレストランで「グルテンフリー」の表示が目立つようになってきました。そもそもグルテンとは小麦や大麦に含まれるたんぱく質の成分。パンのモチモチ、ふわふわ感、うどんのコシの強さなどの食感を出す鍵となります。

ここ数年で小麦の摂取量の増加、そして品種改良により、食品などに含まれているグルテンの含有量が増えたことで、グルテンアレルギー、グルテン過敏症の症状が欧米人だけでなく日本人にも出てきました。

グルテンアレルギーによる症状は200以上あり、ここでは書き切れません。しかし、毎日の食事が原因でアレルギーになっていることに多くの人々は気づいていません。なぜならグルテンを摂取してから、すぐにその症状が起きるわけではないからです。そして、何らかの症状を病院で訴えても、症状を抑える薬を処方されるだけで、原因を突き止めるまでに至らないことも少なくありません。

グルテンは胃酸を作る胃の壁にダメージを与えます。そのため胃酸の分泌に影響を及ぼし、ビタミンやミネラル不足、逆流性食道炎、口内炎、蕁麻疹、便秘、貧血などの症状を引き起こします。さらにホルモンバランスを崩し、疲労、不眠症、骨粗鬆症、抜け毛、関節炎、不妊症などの症状にも繋がります。

しかも、グルテンはパンやパスタに限らず、加工食品、加工肉、菓子、醤油、味噌などの調味料、ビールなどにも含まれています。避けて通ることは困難です。麦のパンは健康的ですが、麦のタンパク源のグルテンは、白米の5％に対し60％も含まれるので、過敏な方にはお勧めできません。

このように、普段の食生活を続ける中で自覚しない間に体にストレスをかける原因が溜め込まれている可能性があるのです。つまり、自分が何にアレルギーを持っているかを知ることは重要です。そして、その食品を摂取しないようにすることをお勧めします。私たち家族も、それぞれが何にアレルギーを持っているかは正確に把握しています。

5 ボケ防止も食生活から

今や全米のケアホーム入居者の80％以上の方がアルツハイマー病を患っています。これだけ増加の傾向があるにも関わらず、いまだに効果的な治療法が開発されていません。なぜなら、アルツハイマー病というのは、大脳の海馬（新しい記憶を司る脳）にある神経細胞が死んでしまっているため、現代の医学では改善はほぼ不可能だからです。

しかし、アルツハイマー病を予防することは可能です。第一に考えなければならないのは、脳に障害をひき起す物質を避けることです。代表的なものに、アルミニウムなどの重金属が挙げられます。これらは主に、缶ジュース、デオドラント、ローション、薬、電気ポット、小麦粉、タバコ、ケーキミックス、乳児の大豆フォーミュラ（ミルク）に含まれています。また、電子レンジも要注意です。牛乳や乳製品に含まれるL－プロリンを加熱すると、脳神経毒素のD－プロリンに変化します。

逆に必要な物質はマグネシウムやカルシウムです。体はすべての神経、臓器、血液などが一緒に働いて機能しています。例えば、動脈硬化の場合、カルシウムが血管を収縮させるのと同時に、カルシウムを取り込んだ血管細胞が死んで動脈内に沈着します。それが血液の循環を悪くし、心筋梗塞につながります。この時、マグネシウムは血管を広げ、カルシウムの沈着を防止します。

マグネシウムが不足すると、心臓病の危険性が高まるだけでなく、高血圧の誘発や不整脈、そして脳への血流も衰え、その結果、海馬の血流にまで影響を及ぼします。また、体内の酵素やホルモンの働きに関与しているマグネシウムが欠乏すると、神経の興奮性が高まり、筋肉の痙攣や震えが起きます。マグネシウムは骨を作る手助けだけでなく、血管を広げ、心筋梗塞や脳卒中の予防、筋肉の緩和、さらにはアルツハイマー予防にもなるのです。

我が家では抗酸化作用や抗ウイルス作用、免疫活性化作用のある食品を手作りしています。

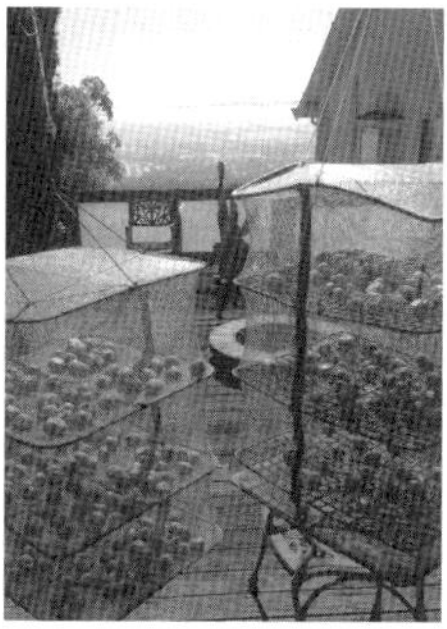

自宅で梅干し作り

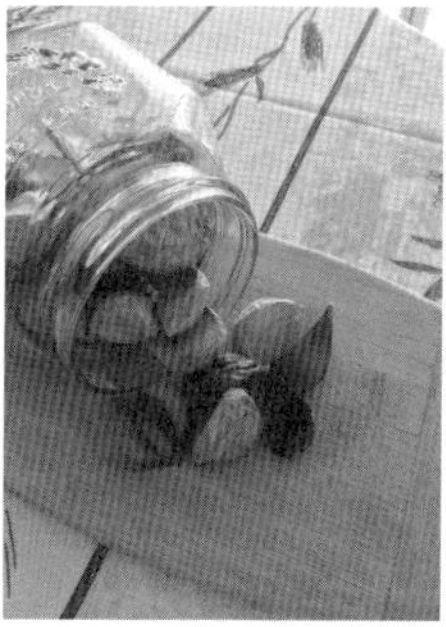

手作りの黒にんにく

6 日頃から肥らない身体作りを

食生活と言えば、健康的な食物を摂取するだけで終わりません。健康的に食べながら、同時に、様々な生活習慣病の原因を作る肥満を避けることも重要ですね。私のクリニックには、腰痛、捻挫などの筋骨格系症だけでなく、体重増加に悩む患者さんも来院されます。このような症状を引き起こす原因の一つとして、「インスリン抵抗性」という可能性があります。

体内に摂取された糖分は分解され、体を動かすエネルギーとして使われます。余った糖分は、膵臓で作られたインスリンによって分解され、肝臓に貯蔵されます。しかし、食べ過ぎてしまうことで、肝臓の貯蔵スペースがいっぱいになり、新たなスペースを確保するために糖を脂肪に変えてしまいます。ストレスがかかると、副腎の臓器に負担がかかり、副腎の機能が壊れることによって、糖分をうまく分解できなくなるのがインスリン抵抗です。このように、副腎皮質ホルモンのバランスが崩れ、インスリンが十分に働かなくなり、血糖をうまく細胞に取り込めないことを「インスリン抵抗性」と呼びます。

そして、この内臓脂肪が蓄積した状態がメタボリックシンドロームです。この場合、脂肪が肝臓や筋肉に溜まり、脂肪肝や脂肪筋となり、塩分が尿に排出されにくくなります。そうなると血圧が上がり、高脂血症や動脈硬化になり、生活習慣病である糖尿病、高血圧を発症します。

そのほかに、インスリン抵抗性の原因として考えられるのは、食事を抜く、ストレス、炭水化物の過剰摂取など。また、低カロリーな糖分を摂取すると、脳は糖分が入ってきたと誤解し、貯蔵するはずの糖がないにも関わらず、インスリンを分泌します。この状態が続くと、インスリンが効かなくなるインスリン抵抗性を引き起こすことにもつながります。

この状態になると、様々なダイエット法を試しても、効果が得られない体になってしまいます。運動しても痩せない体になってしまうのです。

単純にカロリー計算や過度な運動によってダイエットを試みるのではなく、インスリン抵抗性の可能性はないかをチェックし、またその症状を改善するための食事療法や運動療法に取り組むことが効果的です。まずは「なぜ痩せないのか？」を突き止めるのです。ちなみに私自身、過去30年間、体型は全くと言っていいほど、変わっていません。「肥らない体」のシステムを理解し、食事は抜かず、ストレスを溜めず、炭水化物の過剰摂取を避けることを意識的に実践した結果だと自負しています。

7 ジップアップと呼吸法

日本では「タッチ・フォー・ヘルス」とも呼ばれる、チャクラを整えるジップアップも意識的に実践してください。おへそから鎖骨にかけて、下から上にジッパーを上げるように手で体の表面を撫でるようにします。これによってエネルギーの流れを綺麗に整えることができます。疲れている時は1時間おきなど頻繁にジップアップしてみてください。また、経絡（鍼のツボ）が集中している目の周辺をタップ（軽く指先で叩く）するのも自律神経を整えるのに効果的です。一度試してみてください。

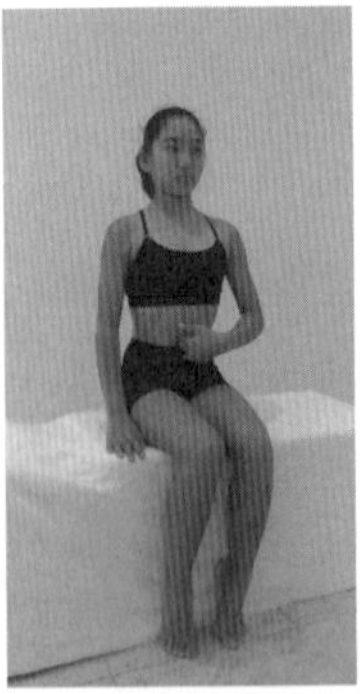

おへそから

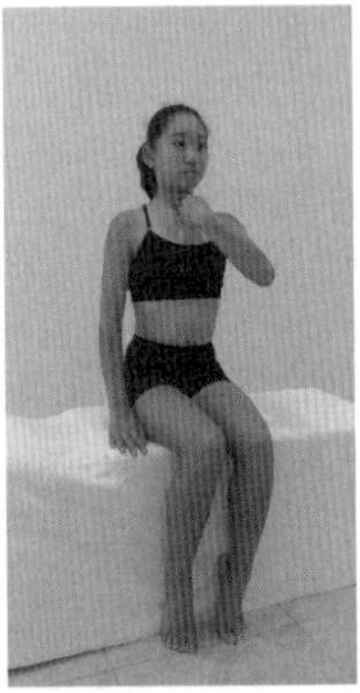

鎖骨まで

次に呼吸法。鼻から息を5回吸って、次に口から5回吐きます。その時、舌を前歯の後ろに軽く当て、その舌を前に押し出すようにします。こうすることで口がOの字に開きます。私は、大勢の皆さんの前でスピーチやレクチャーをする前などに、この呼吸法でエネルギーの流れを整え、気持ちを鎮めます。何が目的かを自分自身に言い聞かせながら、この呼吸法を実践するといいでしょう。このように、呼吸法を使って自分の考えを実現させることも可能です。これはまた別の機会に、その方法を詳しくご説明しましょう。

また、両手を拳の形に握り、写真のように小指の下の部位を何度も互いにぶつけるようにする動作（写真の赤いマークの箇所を20回ほどぶつけます）も運気上昇につながると言われています。この時、忘れていけないのは呼吸法で説明したように、何が目的かを自分に言い聞かせることです。気持ちをその方向に向けることが重要です。ちなみに、アメリカでは小指の下の部分を空手チョップと呼びます。それは、空手チョップをする時に使う部位だからという単純な理由です。

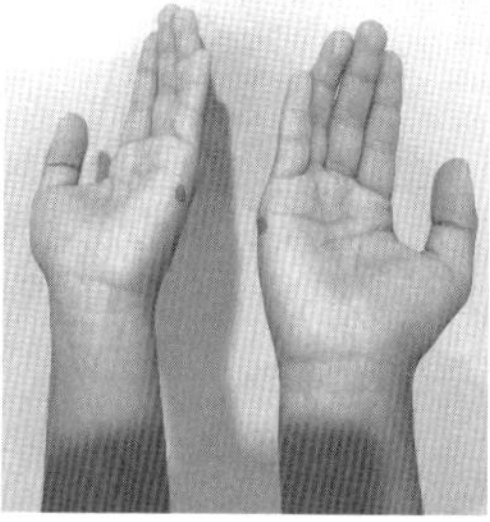

8 臓器不調は顔でチェック

自分や人の顔を見て気になるところはどこでしょう？皮膚のたるみ、しわ、しみが気になる方が多いと思いますが、実はこれらは加齢によるものだけでなく、臓器の機能低下が関係している場合も大いにあります。

中国医学では経絡を利用した鍼灸、また足の裏のリフレクソロジーがあるように、脈、舌、顔などを見て体の不調を診断します。アンチエイジングブームで多種多様な商品が販売されていますが、安易に手を出す前にもう一度自分の顔を鏡でじっくり見てみましょう。以下が臓器の状態を表す顔のサイン（徴候）の一部です。

顔色：赤くなりやすい人は心臓に、緑系になるのは肝臓に負担がかかっているサインです。薄く血管が見えるのは心臓病や高血圧のサイン。

しみ：内分泌系の機能低下。額や頬にできる大きなしみは肝臓、小さいしみは胆のうの機能低下の可能性があります。

髪：若白髪は腎臓機能の低下とも言われ、改善することで黒い髪に戻ることもあります。

髪質が細くなるのは、甲状腺に問題がある可能性があります。

額のしわ：消化機能が低下している恐れがあります。

目の周り：肌が乾燥して粉が吹くのは肝臓、皮膚の黄色い塊はコレステロールが原因。目の周囲のクマは寝不足だけでなく、腎機能、目の下のクマは肝臓機能低下の疑いがあります。

口：消化機能を表します。唇の横がいつも切れたり、ただれたりしている場合はビタミン総合B、特にB12不足、上唇の腫れは高血圧や胃による症状、上唇と鼻の間のしわは性機能低下と心臓関係を表します。

耳：難聴は腎臓関係、耳の周りの赤みは脾臓関係の不調を表します。

このように体の不調は表面化します。症状が表れる前にサインを見逃さないようにしましょう。私たち家族も毎日、鏡で、またお互いの顔を見ることで、臓器不調のサインが出ていないかを確認しています。

9 ポジティブな気持ち

「病は気から」とは日本で昔から言われていることです。しかし、それは言葉だけでなく、実際に治癒には「気」が大きく関わってきます。にわかには信じられないと言う人もいるかもしれません。それでも私の経験からも、患者さんの気の持ち方によって、治りが早い方と遅い方がいるということは断言できます。

新しくクリニックにくる患者さんで、紹介の場合は、「1回で治してくれると聞きました」とおっしゃる方もいます。初診で痛みが取れる方もいますが、すぐに痛みが取れるかどうかは痛めた箇所、状態、体質、さらに症状が出始めてからの期間によっても異なります。

もちろん、ドクター自身の経験、知識、施術の知識も大切です。しかし、何よりも、患者さん自身がドクターに指導されたようにセラピーをきちんと実行すること、少しでも症状が良くなっているという確信を持つことがとても重要なのです。自分自身に「治る」と言い聞かせ、実感することが最も重要だと言えます。

今の世の中は、テクノロジー依存の社会です。知りたいことのサーチや人とのコミュニケーションもすぐにインターネットを使ってたやすく実現します。食事も、電子レンジで加熱すれば食べられる便利な商品がたくさんあります。そういった生活を送っていると、体の痛みや不調に対しても「すぐに治る」ことを期待してしまうようになるのかもしれません。そのような傾向を持つ方には薬の多用が見られます。しかし、それで症状を抑えることはできても根本的な治癒にはつながりません。最悪の場合、次に症状が出た時には、もっと悪くなっているばかりでなく、完治するまでに時間がかかってしまいます。

みなさんが求めていることは何ですか？　この質問を自分自身に問いかけてみてください。体調不良を改善したい。腰痛を治したい。人それぞれに求めていることがあるはずです。大切なのは他力本願的に治してもらうのではなく、自分はどうなりたいと思っているかなのです。自分と向き合うことで免疫力を養い、自然治癒力を高めます。それによって治る効果が上がってきます。「～してほしい」を「～する」に言い換えましょう。つまり、心の持ち方を他力本願ではなく、前向きなポジティブなものに変えていくことが重要です。

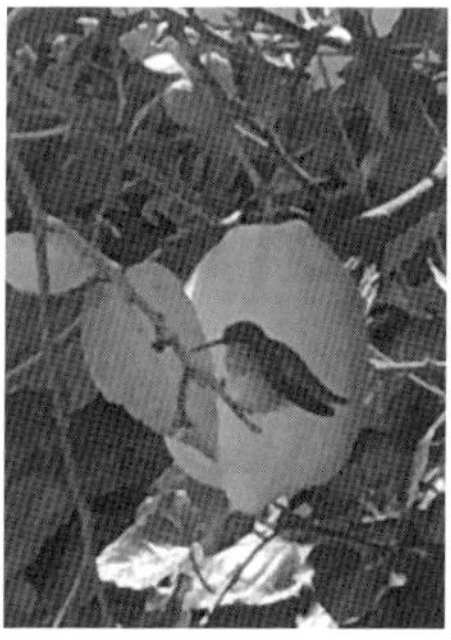

我が家のレモンツリーに毎朝くるお客さんです。いつも同じ枝に来ます。

10 ポジティブな言葉（言霊《ことだま》）と一期一会の気持ち

万物にエネルギーがあるという話をしましたが、言葉にもエネルギーがあります。ポジティブな言葉にはポジティブなエネルギー、ネガティブな言葉にはネガティブなエネルギーが宿ると考えます。よって、私はどんなことがあっても、否定的な言葉、悪い言葉、汚い言葉は使わないようにしています。例えば、「嫌い」という言葉は「好きではない」という言葉に言い換えるようにしています。口から言葉を発するときには、肯定的な言葉、良い言葉、綺麗な言葉で表現するようにしています。実際、我が家では子どもたちにも汚い言葉を使ったら罰金（わずかな金額ではありますが）というルールを決め、自然と良い言葉だけを使う習慣をつけるようにしました。

食べ物は極力ナチュラルでオーガニックなものを、言葉も極力ポジティブなものを使うと、気持ちも健康的に変わるはずです。反対に、患者さんに対して否定的な言葉を使うと、体がすぐに反応します。エネルギーが乱れて、自律神経のスイッチが効きづらくなるのです。筋肉テストについては、この本の中で何度もお伝えしていますが、ここで再度確認させてください。2人1組のパートナーでテストを実施する時には、テストを行う方の人は「テストを受ける人は何を必要としているんだろう」ということに意識を集中させてください。他方、テストを受ける側の人は「自分の不調を改善するために必要なものは何だろう」ということを考えるようにしてください。それらの意識が合っていないとエネルギーは乱れます。

ネガティブなことを考えるのは、エネルギーを綺麗に流すことのお荷物になるという意味で「バゲッジ（baggage）」と呼ばれます。お荷物を抱えずに、テストに意識を集中させましょう。「一期一会」の気持ちでテストに取り組んでください。

11 自分規格の健康法

大切な家族や友人と楽しい時間を共有し、笑って過ごせればこれ以上幸せなことはありません。しかし、健康でなければ楽しい時間は過ごせないし、健康でいるためには、日頃のセルフケアは欠かせません。自分に合ったセルフケアや健康法にはすぐに出会えるものでもありません。私も常に患者さんに有益な新しい療法がないかを探すためにアンテナを張り、いいと思ったものはとことん研究し、それらを組み合わせて新たな手法として取り入れています。

過去に治療してきた2万人を超す患者さんには、似た症例はあっても、一つとして同じケースはありませんでした。その患者さんのための治療法、そして、この本を読んでいただいているあなただけの健康法に巡り会うにはそれなりの時間がかかります。時間がかかっても、一人ひとりの方に、自分に合った自分だけの健康法、つまりお仕着せではなく「自分規格の健康法」に巡り合って欲しいと願っています。

あなたの身体は既製品ではありません。世界に一つしかないオーダーメイドです。その身体を維持する健康法も一瞬にして手に入れられるものではないはずです。自分だけの健康法に出会うためにも、今回、私がお話しした「不調の原因となっているストレス源を特定して除去する」ことは不可欠です。

今回、ファンクショナルセラピーをお伝えすることで、皆さんが不調の原因を知ることの重要性に気づき、さらには健康的な生活を始めることのお役に立てたとしたら幸いです。次回はアロマセラピー以外の側面から、皆さんに健康法をご提案したいと思います。またお目にかかりましょう！

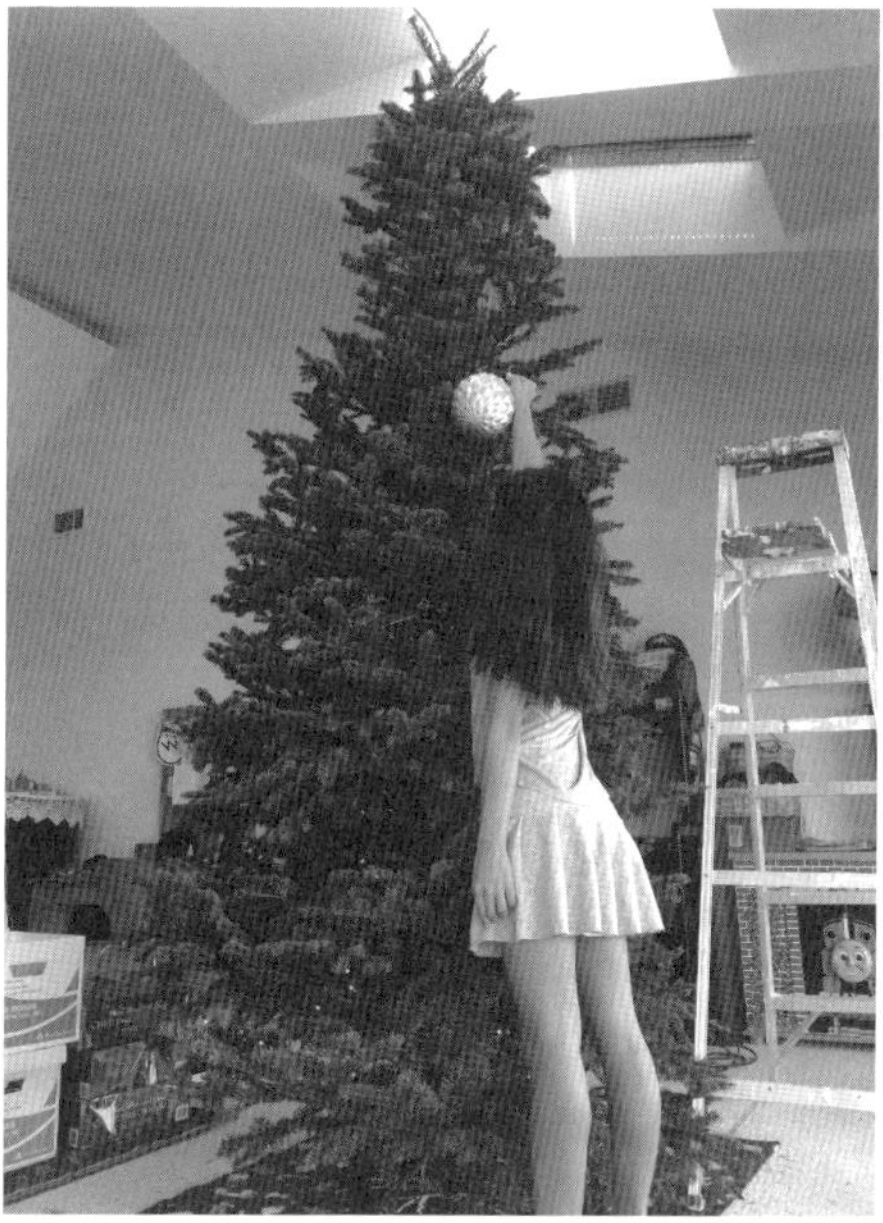

天然のクリスマスツリー

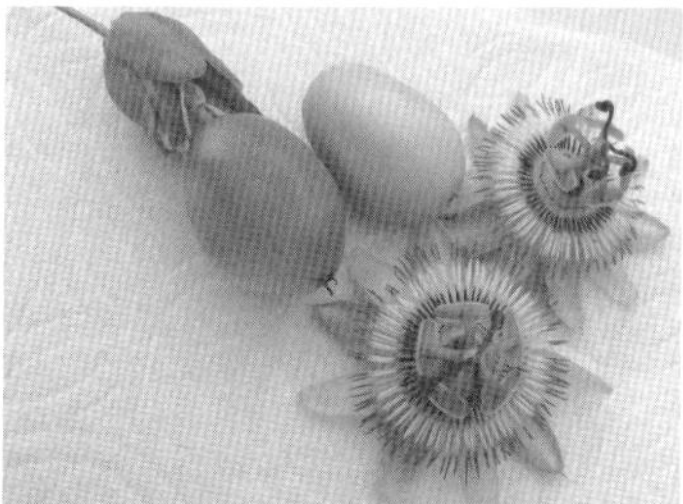

裏庭のパッションフルーツ

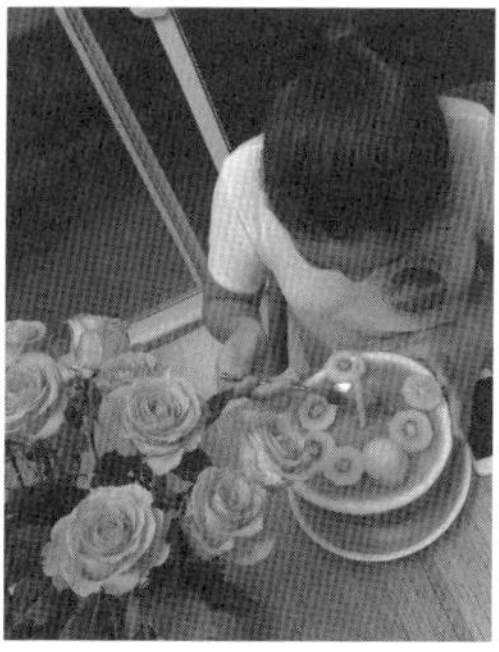

スイカのバースデーケーキ

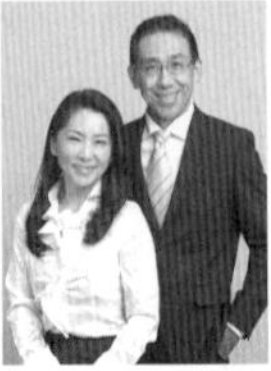

ロバート　ジョー
神奈川県出身。鍼灸師である中国人の父のもとで育ち、自然療法に興味を持つ。15歳で渡米し、UCLA卒業後にクリーブランドカイロプラクティック大学を卒業。1988年よりロサンゼルスでカイロプラクティックドクターとして診療を始め、1992年に独立し、イーストウエスト・カイロプラクティック・アキュセラピー・クリニックを開業。さらに、カイロプラクティックにアプライドキネシオロジーを取り入れ、2004年「キネシオリリースセラピー®」を確立。カイロプラクティックドクターとしての経験は30年、患者数は延べで2万人を超える。

メグミ　ジョー
東京都出身。大学在籍中の1年間、1989年にロサンゼルス郊外パサデナに留学。実践女子大学美学美術史学科を1991年3月に卒業。香港、アメリカの企業に勤務した後、カリフォルニア州の不動産ライセンスを取得して独立。1994年ロバート・ジョーと結婚。育児の傍ら、2005年にアロマセラピーの勉強を開始、2010年アメリカのNAHA協会入会。カリフォルニアのマッサージセラピストも同時に取得。2008年にはオーラソーマカラー・セラピーのアドバンスコース修了。3児の母。ロサンゼルス郊外在住。

※ドクター・ジョーに関してもっと知りたい方や、この本の内容に関して質問をされたい方は右の公式サイトをご覧ください。　drrobertjo.com →

身体《からだ》が甦《よみがえ》るファンクショナルセラピー　【アロマ編《へん》】

2019年3月5日　初版第1刷

著　者　ロバート ジョー　メグミ ジョー
発行人　松崎義行
発　行　ポエムピース
東京都杉並区高円寺南4-26-5 YSビル3F 〒166-0003
TEL03-5913-9172　FAX03-5913-8011
写真協力：堀井紀子　編集協力／福田恵子　編集／小根山友紀子　ブックデザイン／堀川さゆり
印刷・製本／株式会社上野印刷所
　ISBN978-4-908827-50-1 C0476

キャリアオイル事典

それぞれのキャリアオイルの基本的な特徴をご紹介します。

Ⅰ Apricot《アプリコット》 Kernel《カーネル》 Oil《オイル》

学名：Prunus armeniaca
科名：バラ科
効果効能：皮膚軟化、消炎、鎮痒、保湿

浸透性に優れているので乾燥肌や荒れた肌を再生する効果が期待できます。敏感肌や赤ちゃんにも使用可能です。

Ⅱ Avocado《アボカド》 Oil《オイル》

学名：Persea Americana
科名：クスノキ科
効果効能：皮膚軟化、抗消炎、保湿

栄養価、保湿効果が高く、乾燥した肌や荒れた肌に効果が期待できます。

粘度の高いオイルなので他のキャリアオイルに５％～ 20%ほどブレンドして使用すると良いでしょう。

Ⅲ Evening《イブニング》 Primrose《プリムローズ》 Oil《オイル》（月見草オイル）

学名：Oenothera biennis
科名：アカバナ科
効果効能：保湿、湿疹、乾癬、老化防止

酸化が早いオイルなので冷蔵庫や冷暗所に保管して、早めに使い切りましょう。アトピー性皮膚炎の治療に使用されるなど、肌の老化防止や保湿などに大変有効なのでスキンケアに最適です。

Ⅳ Wheatgerm《ウィートジャーム》 Oil《オイル》（小麦胚芽オイル）

学名：Triticum vulgare
科名：イネ科
効果効能：抗酸化、皮膚軟化、消炎、保湿、疲労回復

ビタミンEを多く含んでいるので酸化しにくいオイルです。

他のキャリアオイルに10%ほどブレンドすることで長く保存することが可能です。独特の香りが強いので単独の使用ではなくブレンドに適したオイルです。

V Olive《オリーブ》 Oil《オイル》

学名：Olea europaea
科名：モクセイ科
効果効能：鎮静、抗炎症、収斂、皮膚軟化、血圧降下

筋肉の痛みや疲れを和らげる作用があります。

軽い使用感ですが、独特な香りがあるので、香りの少ないキャリアオイルとブレンドして使用すると良いでしょう。

食用として多く出回っていますが、化粧品やマッサージオイルとして精製されているオイルを使用しましょう。

Ⅵ Camellia《カメリア》 Oil《オイル》（椿オイル）

学名：Camellia japonica
科名：ツバキ科
効果効能：抗炎症、皮膚軟化、中波長紫外線の吸収

酸化しにくく肌に優しいオイルです。

少し油っぽさを感じますが、肌への浸透性には優れています。

昔から椿オイルは髪のお手入れに使用されていますが、育毛や枝毛の予防にも効果が期待できます。

Ⅶ Grapeseed《グレープシード》 Oil《オイル》

学名：Vitis vinifera
科名：ブドウ科
効果効能：皮膚軟化、収斂、抗酸化、保湿

滑りがよく、なめらかに浸透してベタつかずサラッとした使用感です。

低刺激なので使いやすいオイルの一つです。肌を柔らかくして潤いを与える効果（エモリエント効果）が見込めます。

Ⅷ Sesame《セサミ》 Oil《オイル》（ごま油）

学名：Sesamum indicum
科名：抗酸化、リウマチ、保湿、消炎、湿疹

抗酸化物質やビタミンＥを含むため酸化しにくいオイルです。

体を温める効果があるので関節炎などに有効ですが、皮膚疾患には使用を控えましょう。

Ⅸ Sweet《スイート》 Almond《アーモンド》 Oil《オイル》

学名：Prunus amygdalus
科名：バラ科
効果効能：抗炎症、保湿、皮膚軟化、美白

あらゆるタイプの肌に適応して、赤ちゃんにも使用可能なオイルです。
オイルトリートメントや肌のお手入れに最適です。

Ⅹ Peach《ピーチ》 Kernel《カーネル》 Oil《オイル》

学名：Prunus persica
科名：バラ科
効果効能：保湿、湿疹、皮膚軟化、鎮痒

酸化しにくく、優れた保湿効果が期待できるオイルです。
無臭ですべての肌質に使用可能です。
刺激が少ないので敏感肌や赤ちゃんにも使用できます。

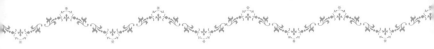

XI Jojoba《ホホバ》 Oil《オイル》

学名：Simmondsia chinensis
科名：ツゲ科
効果効能：保湿、抗炎症、消炎、湿疹、皮脂バランス調整、関節炎、リウマチ

ホホバオイルは実際にはオイル（油脂）ではなく液体ワックスなので酸化安定性に優れています。人間の肌の成分と同じ成分を含んでいるため、浸透しやすく高い保湿効果があります。また、低刺激なのであらゆる肌質に使用可能です。

XII Rose《ローズ》 Hip《ヒップ》 Oil《オイル》

学名：Rosa rubiginosa / Rosa canina
科名：バラ科
効果効能：皮膚軟化、皮膚再生、創傷治癒、抗炎症、美白

非常に酸化しやすいオイルなので、少しずつ購入し、新鮮なうちに使い切りましょう。傷んでいる組織を再生させる作用があるので、切り傷などの外傷に有効です。また、肌の老化を防ぐ作用があるので、フェイシャルクリームやフェイシャルマッサージに使用すると良いでしょう。

アロマオイル事典

それぞれのアロマオイルの基本的な特徴をご紹介します。

ノート：揮発速度
ブレンドファクター：ブレンドの比率

1．Ylang-Ylang（イランイラン）

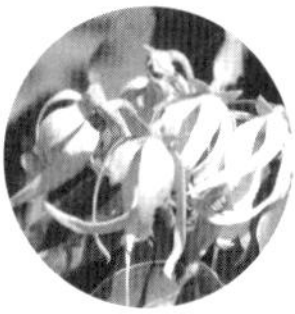

学名：Cananga odorata
科名：バンレイシ科
ノート：ミドル～ベース
ブレンドファクター：３～４
香り：ジャスミンに似た濃厚で甘くフローラルな香り。
効果効能：精神的安定、抗うつ、月経痛、月経不順、子宮強壮、育毛、催淫

高濃度や長期間の使用は頭痛を起こすことがあります。
血圧を下げる効果があるので低血圧の人は注意して使用しましょう。

2．Oregano（オレガノ）

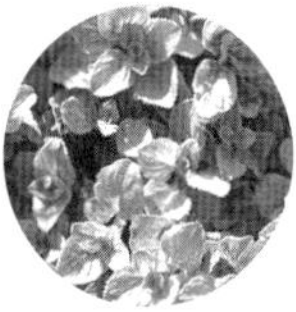

学名：Origanum vulgare
科名：シソ科
ノート：ミドル
ブレンドファクター：１
香り：スパイシーでハーブ系の香り
効果効能：寄生虫除去、鎮痛作用、抗酸化、消化促進、抗ウィルス、抗真菌、去痰作用

天然の抗生剤と言われるほど、強力な抗感染作用があります。
特に呼吸器系には効果が高いと言われています。
刺激が強いので妊娠中、授乳中、敏感肌の人は使用を控えましょう。
肌への使用濃度は１％以下にしましょう。

3．Orange Sweet （オレンジスイート）

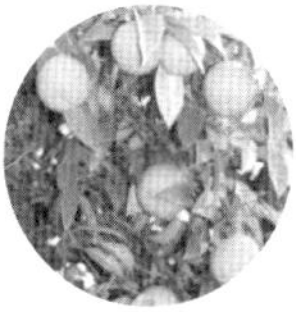

学名：Citrus sinensis
科名：ミカン科
ノート：トップ
ブレンドファクター：４
香り：フレッシュで甘いシトラス系の香り
効果効能：リラックス作用、パニック障害、下痢、便秘、利尿作用、消化促進、セルライト予防、血行促進、育毛、ニキビ

オレンジスイートは、過敏性腸症候群、吐き気、消化不良など消化器系疾患に効果の高いオイルです。

柑橘系のオイルは果皮からの抽出なのでオーガニック（有機栽培）のオレンジをコールドプレスで抽出したオイルを使用するようにしましょう。

4．Chamomile German（カモミール・ジャーマン）

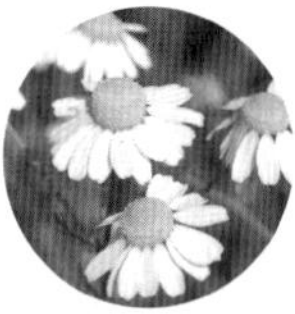

学名：*Matricaria recutita*
科名：キク科
ノート：ミドル
ブレンドファクター：1
香り：濃厚なハーブ系で薬草の香り。
効果効能：抗ヒスタミン、抗アレルギー、抗炎症、脾臓や肝臓の強壮作用、抗掻痒

水蒸気蒸留法で抽出されたオイルはカマズレンという成分に由来する青い色をしています。カマズレンには抗アレルギー、かゆみを抑える作用があるのでアトピー性皮膚炎への効果が期待できます。

5．Chamomile Roman（カモミール・ローマン）

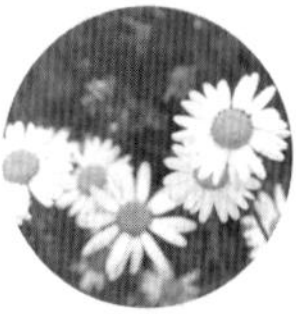

学名：Chamaemelum nobile
科名：キク科
ノート：ミドル
ブレンドファクター：1
香り：りんごのような甘くフルーティーな香り。
効果効能：抗炎症、鎮静。抗痙攣、消化促進、胆汁の分泌促進、皮膚の老化防止

刺激が少ないオイルなので小さい子供にも使用できます。保湿作用が高く、スキンケアにも有効です。オイルの他にハイドロソル（芳香蒸留水、ハイドロゾルとも呼ばれる）やドライハーブをお湯で浸して作る浸出液を使用してもいいでしょう。

6．Clary　Sage（クラリセージ）

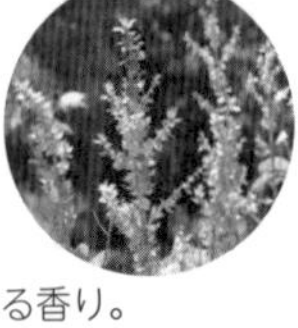

学名：Salvia sclarea
科名：シソ科
ノート：ミドル
ブレンドファクター：4
香り：スパイシーな苦味な中にほんのりとした甘さも感じられる香り。
効果効能：子宮強壮、通経作用、エストロゲン様作用、鎮痙、育毛、更年期、月経前症候群（PMS）

女性ホルモンのエストロゲンと似た作用があるので妊娠中の方は使用を控えましょう。このオイルの使用後または使用中にアルコール摂取は控えましょう。酔いが回り吐き気や頭痛が起こることがあります。

7．Grapefruit（グレープフルーツ）

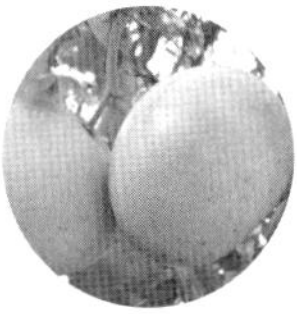

学名：Citrus paradisi
科名：ミカン科
ノート：トップ
ブレンドファクター：4
香り：フレッシュで苦味のある香り。
効果効能：リンパ浮腫改善作用、抗うつ、消化促進、健胃、緩下作用、デオドラント効果、収斂作用

光毒性があり、使用後に日光に当たると肌に刺激を与えることがありますので注意しましょう。食欲のバランスをとる作用があるのでダイエットへの効果が期待できます。気分が落ち込んでいるときに使用すると気分転換に役立ちます。

8．CLOVE（クローブ）

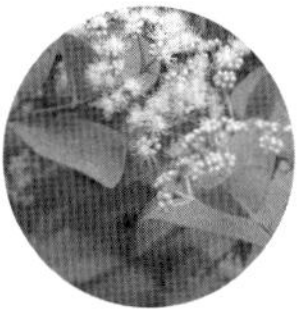

学名：Eugenia caryophyllata
科名：フトモモ科
ノート：ミドル
ブレンドファクター：1
香り：スパイシーでオリエンタル調のハーブの香り
効果効能：抗菌、抗ウィルス、抗真菌、駆虫作用、免疫強化、抗うつ

刺激が強い精油なので十分に希釈して使用しましょう。
妊娠中の使用は控えましょう。

9．Coriander（コリアンダー）

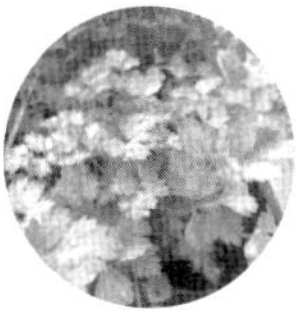

学名：Coriandrum sativum
科名：セリ科
ノート：トップ
ブレンドファクター：4
香り：甘さのあるスパイシーな香り
効果効能：消化促進、抗菌、抗ウィルス、健胃、精神安定、疲労回復

抗不安作用があるので精神的疲労の緩和や気分のリフレッシュに役立ちます。ホルモン関連の疾患がある方、妊娠中の方は使用を控えましょう。

10. Cypress（サイプレス）

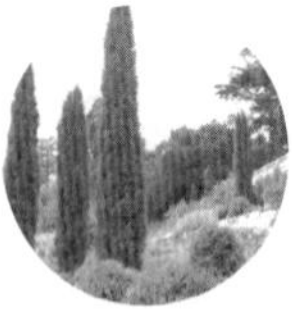

学名：Cupressus sempervirens
科名：ヒノキ科
ノート：ミドル
ブレンドファクター：5
香り：松を思わせるスッキリした香り
効果効能：浮腫改善、肝臓強壮、止血作用、鎮静作用、防虫作用

和名は糸杉です。

収斂作用があるので静脈瘤の改善に役立ちます。

その際、静脈瘤のある場所より上部を軽くマッサージしましょう。

セルライトの解消に有効なほか、汗や皮脂の分泌を抑え、デオドラント効果が期待できます。妊娠初期の方は使用を控えましょう。

11. Sandalwood（サンダルウッド）

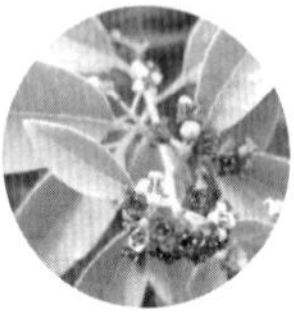

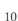

学名：Santalum album
科名：ビャクダン科
ノート：ベース
ブレンドファクター：4～6
香り：甘さのある木の香り
効果効能：鬱滞除去、殺菌、消炎作用、鎮静作用、去痰作用、収斂

和名は科名と同じ白檀です。

殺菌、消炎作用があるので膀胱炎や尿道炎などの感染症への効果が期待できます。

精神的な緊張を緩和させ、不安を取り除く作用があります。

皮脂分泌のバランスを整える作用があるのでオイリー肌にも乾燥肌にも有効です。

12. Cedarwood（シダーウッド・バージニア）

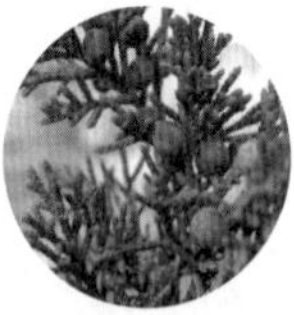

学名：Juniperus virginiana
科名：ヒノキ科
ノート：ベース
ブレンドファクター：3
香り：ヒノキ系のほんのり甘くウッディな香り
効能効果：防虫、去痰作用、殺菌、消毒、腎臓強壮、鎮静、利尿作用

シダーウッドにはバージニアの他にシダーウッド・アトラスがありますがマツ科の別の植物です。

和名はエンピツビャクシンと言って、その名の通り鉛筆の材料として使用されます。

消毒、利尿作用があるので膀胱炎に効果が期待できる他、リウマチや関節炎などの痛みにも有効です。

13. Cinnamon（シナモン）

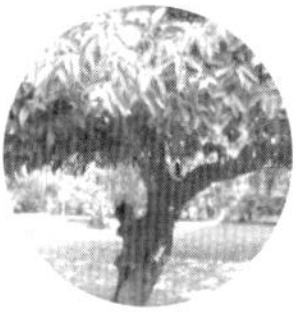

学名：Cinnamomum zeylanicum
科名：クスノキ科
ノート：ミドル～ベース
ブレンドファクター：1
香り：スパイシーで甘さのある香り
効果効能：抗菌、抗ウィルス、抗真菌、駆虫作用、免疫強壮、駆風、血行促進

抗真菌作用が強いので、水虫や爪白癬に有効です。

敏感肌や妊娠中、授乳中の方は使用を控えましょう。

14. Jasmine（ジャスミン）

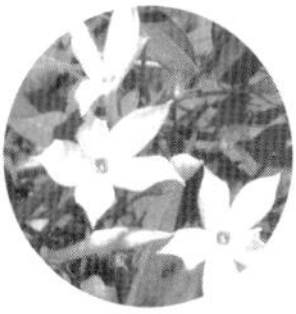

学名：Jasminum officinale
科名：モクセイ科
ノート：ミドル～ベース
ブレンドファクター：2
香り：濃厚で甘いフローラルな香り
効果効能：子宮強壮、月経痛緩和、精神安定、抗うつ、催淫作用、エストロゲン様作用

エストロゲン様作用があるので妊娠中の方は使用を控えましょう。

産後の精神安定に効果がありますが、母乳の出が悪くなる作用があるので授乳中は使用を控え、断乳の際に使用しましょう。

男性の性的不調の回復にも用いられます。

15. Juniper　Berry（ジュニパーベリー）

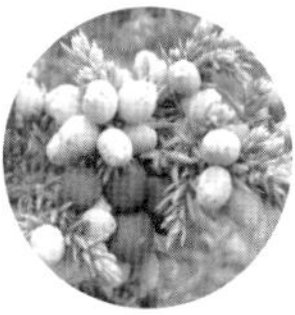

学名：Juniperus communis
科名：ヒノキ科
ノート：トップ～ミドル
ブレンドファクター：4
香り：フレッシュで爽やかな木の香り
効果効能：解毒、利尿、殺菌、消毒、健胃、駆風、肝臓強壮

解毒作用が強いので、むくみやダイエットに用いられます。

お酒のジンの香り付けに使用されています（昔、ジンは薬でした）。

精神的にも肉体的にも浄化したい時にお勧めのオイルです。ただし、腎臓疾患の方は使用を避けましょう。

16. Ginger（ジンジャー）

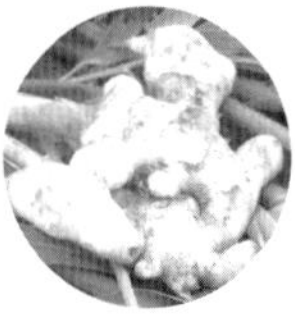

学名：Zingiber officinale
科名：ショウガ科
ノート：ミドル
ブレンドファクター：2～3
香り：スパイシーで温かみのある香り
効果効能：消化器系強壮、消化促進、健胃、駆風作用、抗炎症、赤引作用、催淫作用、抗ウィルス、抗カタル、加温

昔から民間療法で体を温めるものとして使われていますが、ジンジャーの精油も体の痛みや冷えに高い効果が期待できます。

消化不良、食欲不振、便秘、吐き気などの消化器系の不調にも用いられます。

17. Geranium（ゼラニウム）

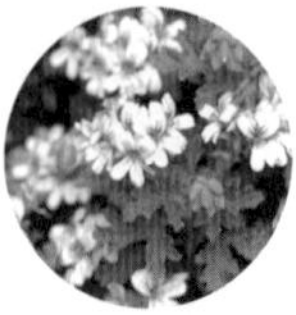

学名：Pelargonium graveolens
科名：フクロソウ科
ノート：ミドル
ブレンドファクター：3
香り：ローズに似た甘い香り
効果効能：ホルモンバランス、利尿、腎臓強壮、鎮痛。鎮静、殺菌、抗ウィルス、更年期、止血

ゼラニウムには学名の異なるいろいろな種類がありますが、私が好んで使用するPelargonium graveolensのゼラニウムオイルはローズゼラニウムと呼ばれているようにローズの香りにとてもよく似ています。

副腎皮質を刺激する作用があるため、アトピーなどストレス系からくる皮膚疾患を緩和します。

18. Tea Tree（ティーツリー）

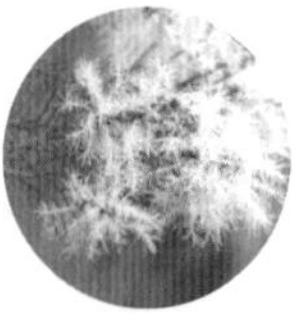

学名：Melaleuca alternifolia
科名：フトモモ科
ノート：トップ
ブレンドファクター：3
香り：スパイシーですっきりとした香り。
効果効能：抗ウィルス、抗真菌、抗菌、抗炎症、鬱滞除去、止痒作用

殺菌力が非常に高く、雑菌、真菌、ウィルスに対して強力な効果が期待できます。

小さなお子さんにも使用できるので、プールなどで感染した水イボやシラミの駆除にも有効です。

19. Neroli（ネロリ）

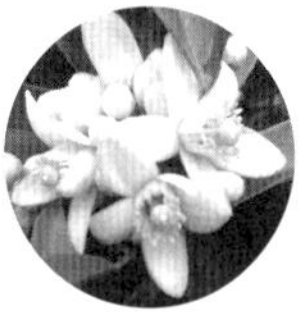

学名：Citrus aurantium
科名：ミカン科
ノート：トップ〜ミドル
ブレンドファクター：2
香り：ビターで甘さのあるフローラルな香り
効果効能：抗うつ、神経強壮、交感神経の鎮静、エストロゲン様作用

交感神経を鎮静させるなど、リラックス効果が高いので集中力が必要な時は使用を控えましょう。ホルモンの変化による不調を緩和させる作用があり、月経前症候群（PMS）や更年期などの情緒不安定な時に使用するといいでしょう。

20. Patchouli（パチュリー）

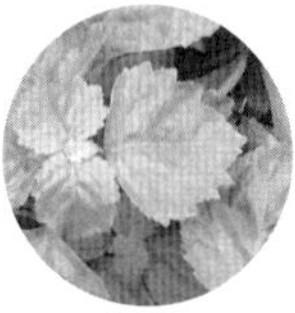

学名：Pogostemon patchouli
科名：シソ科
ノート：ベース
ブレンドファクター：1
香り：スパイシーで土っぽくエキゾチックな香り
効果効能：殺菌、抗炎症、消化促進、食欲抑制、静脈強壮、鬱滞除去、組織再生、防虫、利尿作用、エストロゲン様作用

食欲を抑制する作用があるのでダイエットに有効です。
エストロゲン様作用の成分を多く含むので、妊娠中の方は使用を控えましょう。
体液の循環を良くする働きがあるのでむくみ、冷え性、静脈瘤に効果が期待できます。

21. Fennel（フェンネル）

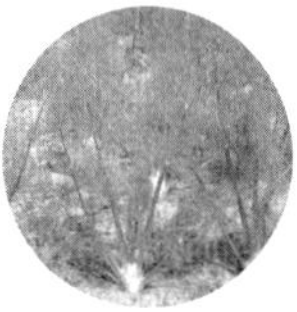

学名：Foeniculum vulgare
科名：セリ科
ノート：ミドル
ブレンドファクター：1〜3
香り：甘くスパイシーなアニスに似たハーバル系の香り
効果効能：食欲増進、健胃、駆風、浄化、新陳代謝促進、殺菌、通経作用

てんかんの持病を持っている方や妊娠中の方は使用を控えましょう。
食欲を抑える作用があるのでダイエット効果が期待できます。

22. Black Pepper（ブラックペッパー）

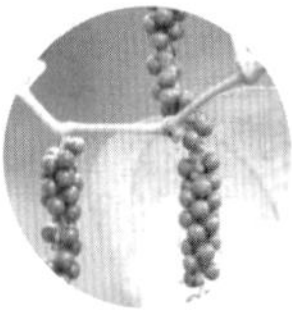

学名：Piper nigrum
科名：コショウ科
ノート：ミドル
ブレンドファクター：1
香り：シャープでスパイシーな香り
効果効能：加温作用、鎮痛、鎮痙、健胃、食欲促進、利尿、殺菌、解毒、デオドラント

低血圧、冷え性の方は足浴などで使用すると症状が改善されます。

刺激が強いので敏感肌の方はアレルギーテストをしてからの使用をおすすめします。

血液の流れを促す働きがあるため、肩や首の凝りにはオイルマッサージが効果的です。

23. Frankincense（フランキンセンス）

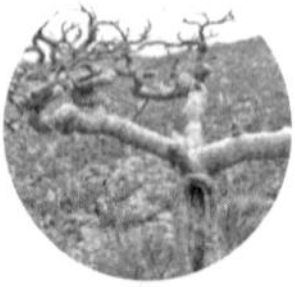

学名：Boswellia carterii
科名：カンラン科
ノート：ミドルからベース
ブレンドファクター：3～4
香り：柑橘系の木の香り
効果効能：粘膜の鎮静、抗カタル、消化促進、利尿、収斂、消炎、抗うつ

皮脂のバランスを取り細胞の成長を促す作用があり、しみ、しわ、乾燥などお肌への効果が期待できます。

心のバランスをとりやすくする働きがあるので、パニック症状や精神的不安、リラックスしたい時に吸引すると良いでしょう。

24. Peppermint（ペパーミント）

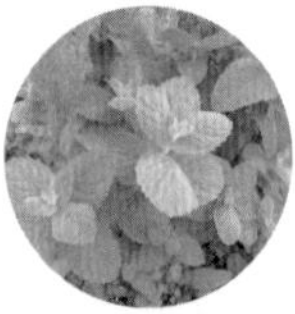

学名：Mentha piperita
科名：シソ科
ノート：トップ
ブレンドファクター：1
香り：すっとした清涼感のあるミントの香り。
効果効能：抗カタル、去痰、鎮痙、鎮痛、抗炎症、健胃、駆風、抗菌、抗ウィルス、抗真菌、血圧上昇

粘膜を刺激するので目の周りや高濃度の使用には注意が必要です。

妊娠中、授乳中の方は使用を控えましょう。

殺菌効果や消臭効果が高いので、ディフューザーなどでの空気浄化に効果が期待できるだけでなく、トイレやキッチンなどの掃除にも有効です。

25. Bergamot（ベルガモット）

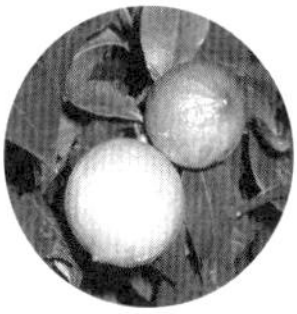

学名：Citrus bergamia
科名：ミカン科
ノート：トップ
ブレンドファクター：4～5
香り：スッキリとした甘さの少ない柑橘系の香り
効果効能：殺菌、消毒、消化促進、健胃、抗ウィルス、抗炎症、抗うつ、駆風

殺菌消毒作用に優れているので膀胱炎や尿道炎に有効です。

光毒性があるため、使用後は 12 時間以上直射日光や紫外線を浴びないよう注意しましょう。副交感神経を促す作用があることから精神安定にも用いられます。

26. Benzoin（ベンゾイン）

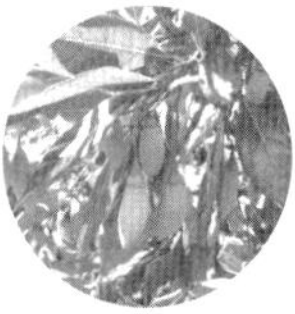

学名：Styrax benzoin
科名：エゴノキ科
ノート：ベース
ブレンドファクター：1
香り：柔らかく甘いバニラに似た香り
効果効能：血液循環の促進、鎮静、精神的緊張緩和、抗炎症、瘢痕形成

瘢痕形成作用があるので乾燥肌、老化肌、あかぎれ、手荒れに効果が期待できます。気持ちを落ち着かせる作用もあるため、リラックスしたい時に使用すると良いでしょう。

妊娠中の方は使用を控えましょう。

27. Marjoram（スイートマージョラム）

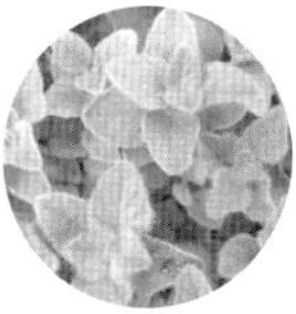

学名：Origanum majorana
科名：シソ科
ノート：ミドル
ブレンドファクター：3
香り：スパイシーで温かみのあるハーブ系の香り
効果効能：鎮痛、鎮痙、血圧降下、血液循環促進

血圧降下作用があるので血圧が低い方は使用を控えましょう。

妊娠中の方は使用を避けてください。

28. Myrrh（ミルラ）

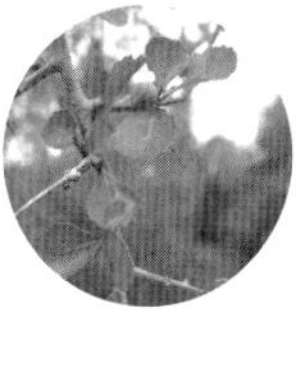

学名：Commiphora myrrha
科名：カンラン科
ノート：ベース

ブレンドファクター：1
香り：スパイシーでほんのり甘さのある木の香り
効果効能：殺菌、消毒、消炎、殺真菌

ミイラの保存に使われていたほど殺菌力が強く、口内炎や歯肉炎の予防に効果が見込めます。炎症やかゆみを抑える成分を多く含むので肌のトラブルに効果が期待できます。

29. Melissa（メリッサ）

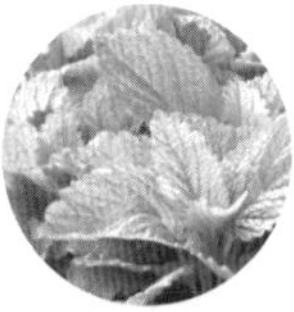

学名：Melissa officinalis
科名：シソ科
ノート：ミドル
ブレンドファクター：1
香り：レモンのような清涼感のあるフローラルな香り
効果効能：抗アレルギー、鎮静、消化促進、抗うつ、抗菌、抗ウィルス、消炎

別名レモンバームとして知られています。

肌への刺激が強いので、使用する際は濃度に注意しましょう。

妊娠中の方は使用を控えましょう。

体内でのウィルスの増殖を抑える働きがあるので、風邪のひきはじめなどに使用すると良いでしょう。気持ちを落ち着かせて、感情のバランスをとる働きがあるので、不眠、過呼吸、パニック、精神的にイライラしている時に使用すると効果が期待できます。

30. Yarrow（ヤロウ）

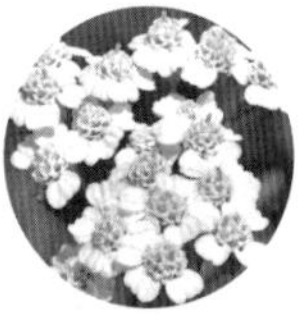

学名：Achillea millefolium
科名：キク科
ノート：ミドル〜ベース
ブレンドファクター：1
香り：少し甘くスパイシーな香り
効果効能：血液循環促進、エストロゲン様作用、胆汁分泌促進、収斂、鎮痛、抗炎症、抗ウィルス、鎮静、造血促進、抗ヒスタミン

女性ホルモンのエストロゲンに似た作用があるので妊娠中、授乳中の方は使用を控えましょう。抗ヒスタミン、抗アレルギーの作用のあるカマズレンを含むので、皮膚の炎症やかゆみを抑える目的にも有効です。

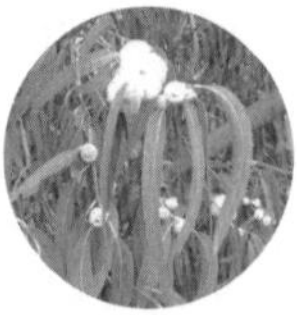

31. Eucalyptus Globulus（ユーカリ・グロブルス）

学名：Eucalyptus globulus
科名：フトモモ科
ノート：トップ

ブレンドファクター：1
香り：すっとしたシャープな香り
効果効能：抗カタル、去痰、抗炎症、殺菌、抗ウィルス、抗真菌、利尿、解熱

強い殺菌、抗ウィルスの作用があるので感染症に効果が見込めます。

空気清浄にも有効、ディフューザーなどで拡散すると風邪の感染予防が期待できます。

高血圧の方は使用を控えましょう。

32. Eucalyptus Citriodora（レモンユーカリ）

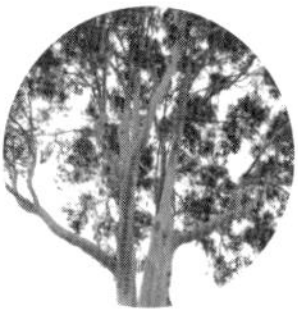

学名：Eucalyptus citriodora
科名：フトモモ科
ノート：トップ
ブレンドファクター：1
香り：レモンのような清涼感のあるフレッシュな香り
効果効能：抗炎症、鎮痛、血圧降下、抗菌、抗ウィルス、抗真菌、昆虫忌避

ユーカリは高血圧の方は使用を控える精油ですが、シトリオドラだけは血圧を下げる作用があるので使用できます。

昆虫忌避作用がありますが、特に蚊やダニに有効とされています。

33：Eucalyptus Radiata（ユーカリ・ラジアータ）

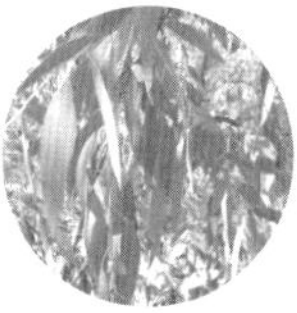

学名：Eucalyptus radiate
科名：フトモモ科
ノート：トップ
ブレンドファクター：2
香り：鼻が通るようなミントに似たハーブ系の香り
効果効能：抗炎症、抗カタル、去痰、うっ血除去、抗ウィルス

鼻や喉の炎症、風邪の予防や症状の緩和に役立ちます。

ユーカリ・グロブルスよりも毒性が少なく、ユーカリの中で一番刺激が少ないので子供にも安心して使用できます。精神的に疲れを感じている時や落ち込んでいる時に使用すると、気分を上向きにしてくれます。

34. Lime（ライム）

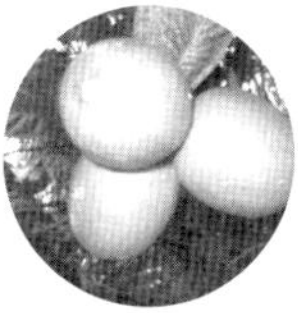

学名：Citrus aurantifolia
科名：ミカン科
ノート：トップ
ブレンドファクター：4
香り：少し苦味のある柑橘系のフルーティな香り
効果効能：利尿、駆風、抗うつ、抗ウィルス、抗菌、止血、収斂

精神的な不安や落ち込みを感じた時に使用すると、気持ちを上向きにリフレッシュしてくれる精油です。収斂作用があるのでお肌を引き締め、ニキビ予防やその他のトラブルにも効果があります。風邪による喉の痛みや咳、鼻水などの諸症状の改善に役立ちます。

35. Ravintsara（ラヴィンツァラ）

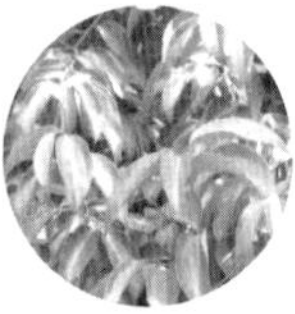

学名：Cinnamonum camphora
科名：クスノキ科
ノート：トップ
ブレンドファクター：3
香り：ユーカリに似たハーブ系のスッとした香り
効果効能：抗ウィルス、抗菌、抗カタル、去痰、免疫強壮

抗ウィルス、抗菌作用が強く、気管支炎、肺炎などの呼吸器系の不調に効果を発揮します。免疫強壮作用があるので治癒力を高める効果も期待できます。

36. Lavender（ラベンダー）

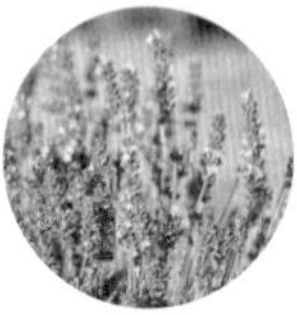

学名：Lavandula angustifolia
科名：シソ科
ノート：トップ～ミドル
ブレンドファクター：7
香り：甘さのあるフレッシュなハーブ系の香り
効果効能：鎮静、鎮痛、抗痙攣、癒傷、抗菌、抗ウィルス、抗真菌

ラベンダーオイルは精油の中でもかなり多様な用途に使用できるので必ず揃えておきたい一本です。

虫刺されや傷の幹部に塗布しておくと傷跡が残りにくく、やけどの手当にも用いられます。普段使用することで、免疫を高め抵抗力をつけられます。

痛みを和らげる効果が高いので神経痛、頭痛、筋肉痛、関節炎などの痛みにも有効です。

37. Lemon（レモン）

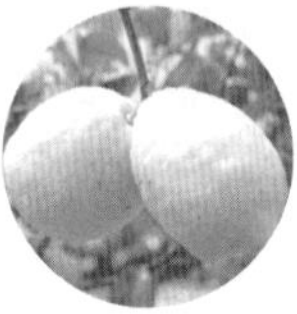

学名：Citrus limon
科名：ミカン科
ノート：トップ
ブレンドファクター：4
香り：フレッシュで酸味が強い柑橘系の香り
効果効能：止血、消化促進、健胃、駆風、静脈強壮、抗菌、抗ウィルス

血液やリンパの流れを良くする作用があるのでむくみやダイエットに用いられま

す。光毒性があるため、使用後は 12 時間以上、直射日光に当たらないように注意しましょう。お肌の皮脂の分泌を抑える作用があるのでニキビ予防や症状緩和に効果が期待できます。

38. Lemon grass（レモングラス）

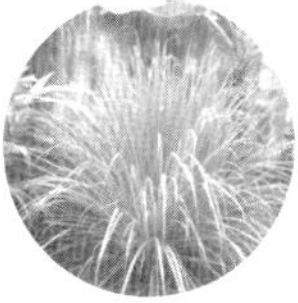

学名：Cymbopogon citratus
科名：イネ科
ノート：トップ
ブレンドファクター：1
香り：青みがかったレモンの香り
効果効能：鎮痛、鎮静、抗菌、抗ウィルス、消化促進、駆風、昆虫忌避

皮膚への刺激が強いので使用する濃度に注意しましょう。眼圧を上げる作用があるので緑内障の方は使用を控えましょう。

妊娠中の方は使用を控えましょう。昆虫忌避作用があるので、蚊、ダニ、ノミなどの予防に有効です。副交感神経に働きかける作用があり、気持ちを鎮めたり、消化器官の働きを促したりする効果が見込めます。

39. Lemonverbena（レモンバーベナ）

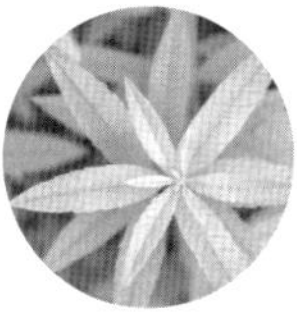

学名：Lippia citriodora
科名：クマツヅラ科
ノート：トップ
ブレンドファクター：1
香り：ハーブ系の爽やかなレモンの香り
効果効能：消化促進、鎮静、鎮痛、抗うつ、抗炎症

光毒性があるので使用後は 12 時間以上、直射日光に当たらないように注意しましょう。皮膚への刺激が強いので使用する濃度に注意が必要です。
お肌の皮脂の分泌を整える作用があり、ニキビ予防や症状の改善に効果が期待できます。副交感神経に働きかけ、自律神経失調症や不眠症などの症状を緩和する目的でも用いられます。

40：Rose（ローズオットー）

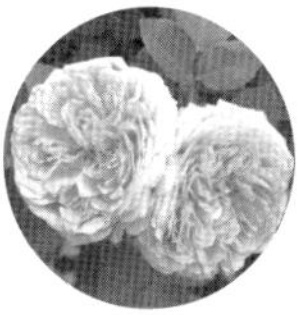

学名：Rosa damascene
科名：バラ科
ノート：ミドル〜ベース
ブレンドファクター：1
香り：甘いフローラルな香り
効果効能：ホルモン調整、体液循環促進、収斂、抗炎症、抗ウィルス、抗うつ、瘢痕形成、収斂

ホルモンのバランスを整える働きがあるので月経前緊張症（PMS）、月経不順、更年期などに効果が見込めます。

瘢痕形成作用や抗炎症作用があるため、スキンケアにも有効です。

41. Rosewood（ローズウッド）

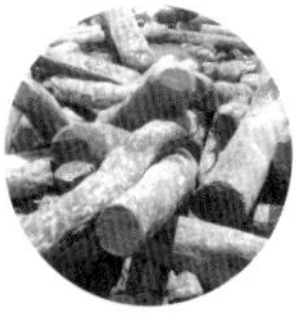

学名：Aniba rosaeodora
科名：クスノキ科
ノート：ミドル
ブレンドファクター：6
香り：ローズに似た甘さのある木の香り
効果効能：抗うつ、鎮痛、鎮静、抗菌、抗ウィルス

刺激成分がほとんど無いので基本的な用量を守れば子供や妊娠中の方、授乳中の方にも使用できる精油です。

中耳炎の予防や症状の緩和に強力な効果が見込めます。

42. Rosemary（ローズマリー）

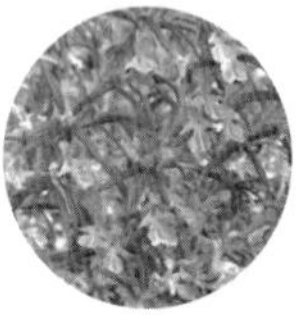

学名：Rosmarinus officinalis
科名：シソ科
ノート：ミドル
ブレンドファクター：2
香り：ツンとしたハーブ系の香り
効果効能：脳の血流増加、血圧上昇、胆汁分泌促進、筋肉弛緩

刺激が強いので癲癇、高血圧、妊娠中の方は使用を控えましょう。

筋肉弛緩作用があるので、筋肉痛、関節痛、腰痛、リウマチの対処にも用いられます。脳の血流を増加させる働きがあるため、記憶力、集中力を高めたい時に使用すると良いでしょう。

<注意点と免責事項>
アロマセラピーは医療ではありません。ここに掲載されている内容は精油の効果や効能などを保証するものではありません。事故、トラブルに関して責任を負いかねます。ご使用になる際は自己責任にてお願いいたします。

妊娠中の方、アレルギーや持病を持つ方、また、お子様に使用する場合や使用に不安のある方は専門家や専門医に相談することをお勧めいたします。

キャリアオイル辞典と
アロマオイル辞典は、
巻末からお読みください